습진
으로부터의 자유

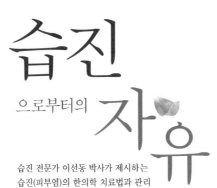

습진 전문가 이선동 박사가 제시하는
습진(피부염)의 한의학 치료법과 관리

습진으로부터의 자유

- 습진 전문가 이선동 박사가 제시하는 습진(피부염)의 한의학 치료법과 관리

2020년 6월 8일 초판 인쇄
2020년 6월 17일 초판 발행

저자_이선동
발행자 _박홍주
발행처_도서출판 푸른솔
편집부_715-2493
영업부_704-2571
팩스_3273-4649
디자인_여백 커뮤니케이션
주소_서울시 마포구 삼개로 20 근신빌딩 별관 302호
등록번호_제 1-825

© 이선동 2020

값_28,000원

ISBN 978-89-93596-98-4 (93510)

습진 전문가 이선동 박사가 제시하는
습진(피부염)의 한의학 치료법과 관리

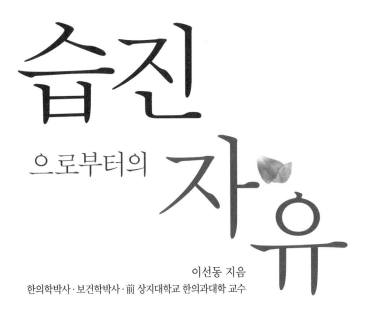

습진
으로부터의 자유

이선동 지음
한의학박사·보건학박사·前 상지대학교 한의과대학 교수

습진(피부염)은 흔한 피부질환으로 과민성 염증 질병이다. 발생하면 몸의 일부 또는 전신에 걸쳐 나타나고 만성화하는 경향이 있다. 초기에는 가려움, 발적, 비늘, 진물이나 부종이 나타나지만 낫지 않고 오래가면 피부가 거칠고 두터워지는 태선화, 각화증, 색소 침착으로 변한다. 이러한 직접적인 습진(피부염) 증상뿐 아니라 환자는 땀 배출 장애, 피부건조증, 피부 알레르기 및 감염 등의 다양한 증상이 있다.

습진(피부염)은 하나의 단독 질병이 아니고 동전습진, 아토피피부염, 접촉피부염, 영유아습진, 지루피부염 등 20여 개의 질병군이다. 각 질병마다 발생 원인 및 기전, 증상이 다르고 치료율, 치료 기간, 재발률에 차이가 있다. 현재까지 습진(피부염)은 재발까지 없애는 완벽한 치료법이 없으며 호전과 악화를 반복하여 환자나 가족에게 육체적, 정신적 측면에서 큰 고통과 불안감을 주고 있다. 그러나 다행스럽게 최근 한의학이나 중의학에서 습진의 발생 원인 및 기전에 맞는 새로운 치료법과 처방이 개발되고 있다. 그동안 서양의학이나 한의학과 중의학에서 습진에 대해 소염(염증 제거) 중심의 치료를 하였으나, 이러한 치료법은 일부 습진이나 염증이 심한 초기 단계에서만 효과가 있고 치료를 중단하면 곧 다시 재발하는 문제가 있었다.

　최근 한의학의 새로운 이론, 기전을 바탕으로 한 습진 치료법과 처방은 급성기, 아급성기뿐 아니라 특히 만성기의 난치성 습진에 상당히 효과가 있다. 습진과 환자의 전체적인 몸 상태를 치료에 포함하는 새로운 접근법이다. 다시 말하면 습진만 치료하려는 것에서 벗어난 새로운 치료법이다. 저자와 일부 습진 연구자들의 노력으로 습진 환자와 가족의 큰 고통과 고민이 사라지길 기대한다.

2020년 5월 이선동

❖ 습진(eczema)은 피부염(dermatitis)과 동의어이다. 이 책에서
는 각 질병명을 의학교과서 명칭을 사용하였으며 습진, 피부염
중에서 '습진'을 사용하였다.

❖ 서양의학, 한의학 및 중의학을 소개하지만 한의학 및 중의학을
중심 내용으로 한다. 특히 이전에 소개된 적이 없던 새로운 이
론, 치료법 및 관리법을 제시한다.

❖ 습진을 치료하는 의료인뿐 아니라 특히 습진 환자나 가족을 위
해 쓴 것으로 올바르고 정확한 습진의 치료와 관리에 큰 도움
이 될 수 있다.

❖ 각 습진의 치료율, 치료 기간, 부작용, 재발률은 저자와 일부 습
진 치료 전문가들의 연구 자료를 정리한 것이다.

❖ 책에 소개된 각 습진의 치료 전과 후 사진은 저자가 습진을 치료
하면서 직접 촬영한 것이다.

❖ 각 습진의 치료율은 무효를 제외한 완치, 현저한 효과, 유효를
합한 것이다.

1

습진의 정의,
종류 및 분류

1

습진의 정의

습진은 가려움, 발적, 비늘(인설), 진물, 부종이 공통으로 나타나는 여러 질병
이 포함되는 피부질환군을 말한다. 또한 습진이 낫지 않고 오래가면 피부가
두텁고 거칠어지는 과다각화증이나 태선화, 색소침착이 보인다. 습진(eczema)
은 피부염(dermatitis)과 동의어로 사용된다. 다만 피부염은 피부의 모든 염증
을 말하는 용어로 엄밀하게는 습진보다 광범위한 의미를 가진다.

대표적인 습진은 동전습진, 아토피피부염, 영유아습진, 지루피부염, 접촉피부염, 손습진 등으로 매우 다양하고 범위가 넓다.

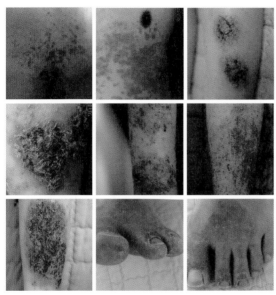

전형적인 습진

습진의 종류

질병 이름 끝이 OO습진, OO피부염이면 모두 습진병이다. 예를 들어 영유아습진, 아토피피부염은 습진에 해당되는 질병이다.

아래는 대표적인 습진병들이다.

- 아토피피부염
- 동전습진
- 영유아습진
- 손습진(주부습진)
- 지루피부염
- 접촉피부염
  알레르기접촉피부염
  자극접촉피부염
- 한포진(물집습진)

- 국소습진
- 전신습진
- 건조습진(건성습진)
- 자가면역 프로게스테론 피부염
- 정체피부염
- 광피부염
- 약물피부염
- 신경피부염
- 박탈피부염

3

습진의 분류

1) 내인성 및 외인성 습진

습진이 몸 내부의 원인으로 발생하면 내인성 습진, 몸 외부의 원인으로 발생하면 외인성 습진이라고 한다. 그러나 좀더 정확하게는 몸 내부의 요인이 더 크고 강하게 작용하면 내인성 습진이며, 몸 외부의 환경 요인이 더 크고 강하게 작용하면 외인성 습진으로 분류한다. 이러한 이유는 내인성 습진이든 외인성 습진이든 몸 안의 구성물질인 유전자, 단백질 등에 영향을 미치거나 공동작용하여 습진이 발생하기 때문이다.

(1) 내인성 습진

- 아토피피부염
- 지루피부염
- 영유아습진
- 동전습진

습진의 정의, 종류 및 분류

- 건조습진
- 한포진(물집습진)
- 국소습진
- 전신습진
- 자가면역 프로게스테론 피부염

- 약물피부염
- 신경피부염
- 정체피부염
- 박탈피부염

(2) 외인성 습진

- 손습진(주부습진)
- 접촉피부염 : 알레르기접촉피부염, 자극접촉피부염
- 광피부염

2) 진행 단계별 분류

피부 염증의 정도 및 발병 기간의 길고 짧음에 따라 급성기, 아급성기, 만성기 습진으로 구분한다. 급성기 습진은 발적, 적은 수포, 심한 부종(붓기), 심한 소양감(가려움), 진물(물집)이 있고 비교적 최근에 발생하거나 악화된 경우이다. 만성기 습진은 부종, 진물이 없어지며, 습진 부위가 건조하고 인설이 있으며 두텁고, 태선화 및 짙은 색소침착이 생기며, 피부 주름이 두드러진다. 아급성기 습진은 급성기와 만성기의 중간 단계로 진물(삼출물)이 감소하고, 습진 부위의 표면이 건조하며, 경계가 불분명한 홍반, 인설이 있다. 그러나 실제로는 한 환자에서 급성기, 아급성기, 만성기 습진이 동시에 나타나기도 한다.

● 급성기 습진

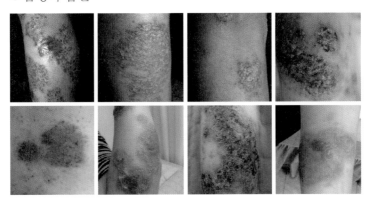

● 만성기 습진

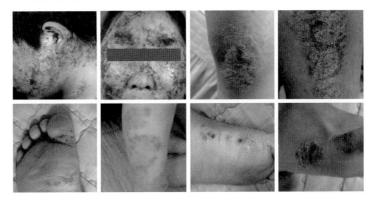

● 아급성기 습진

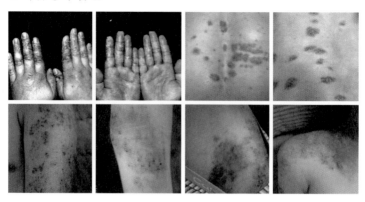

3) 진물에 따른 분류

습진은 피부에 가려움, 발적, 인설(비늘), 진물, 부종(붓기)이 동반되는 병이지만 습진 증상의 중요 특징 중의 하나인 진물 여부에 따라 구분하기도 한다. 진물이 있으면 물집습진, 습성습진, 삼출성 습진이라고도 하며, 진물이 없으면 건조습진, 건성습진, 비삼출성 습진이라고도 한다. 이 책에서는 습성습진, 건조습진의 명칭을 사용할 예정이다.

● 습성습진

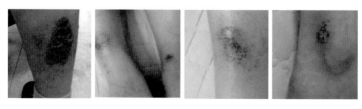

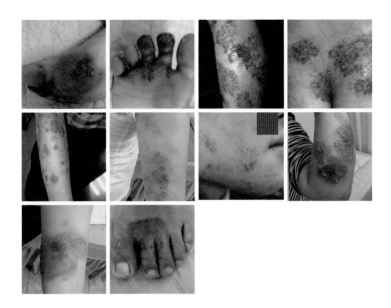

● 건조습진

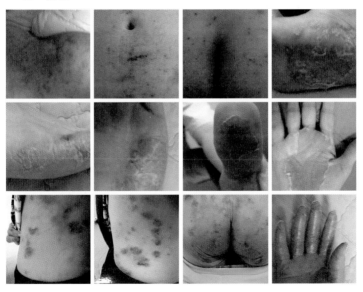

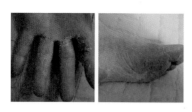

4) 발생 범위, 위치에 따른 분류

습진은 전신에 걸쳐 넓게 발생하는 전신습진이 대부분이다. 그러나 일부 습진은 특별히 발병하는 곳이 정해진 곳은 없지만 전신에 발생하지 않고 한정된 곳에서 집중적으로 발생한다. 또한 발병 위치가 아예 정해져 있는 습진도 있다.

● 전신습진

　머리에서 발바닥까지 전신에 걸쳐 골고루 발생하는 습진으로 동전습진, 영유아습진, 건조습진, 박탈피부염, 약물피부염 및 신경피부염이 있다.

환자 A

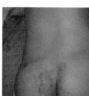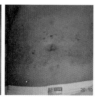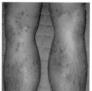

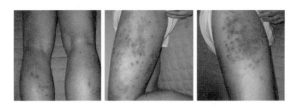

환자 B

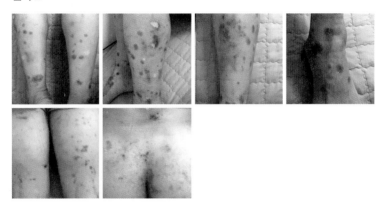

환자 C

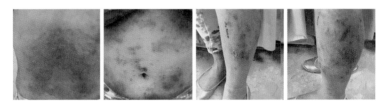

● 국소습진

신체의 여러 곳 중에서 일부에서만 집중적으로 발생하는 습진으로 유방, 생식기, 항문, 두피 등에 발생하는 습진, 알레르겐(알레르기 유발 물질)에 접촉되는 부위에만 발생하는 접촉피부염, 햇볕을 쬔 곳에만 발생하는 광피부염 등이 있다.

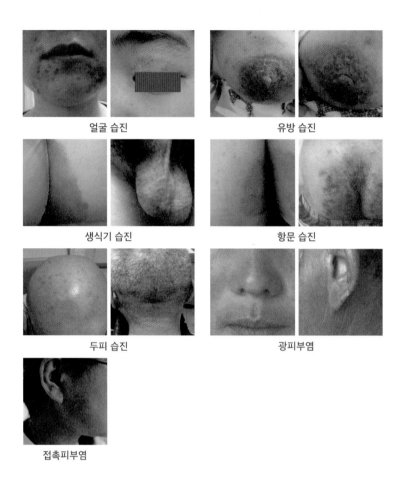

얼굴 습진　　　　　유방 습진

생식기 습진　　　　항문 습진

두피 습진　　　　　광피부염

접촉피부염

● 발생 위치가 정해져 있는 습진

　습진이 아무데서나 발생하지 않고 발생 위치가 정해져 있는 습진으로 아토피피부염, 지루피부염, 울체피부염이 있다. 아토피피부염은 눈 주변, 목, 팔꿈치 안쪽과 무릎 뒤쪽, 지루피부염은 두피, 이마와 가슴, 울체피부염은 무릎 밑의 하체에서 발생한다.

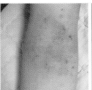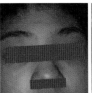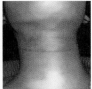

아토피피부염

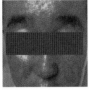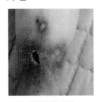

지루피부염   울체피부염

2

습진의
의학적 특징

습진은 난치성 질병으로 습진이 갖고 있는 공통 증상이나 특징이 있는 병을 말한다. 그러나 이외에도 각 습진마다 독특한 증상이나 특징이 있다. 가장 많은 습진은 접촉피부염으로 대부분이 화학물질로 인해 발생한다. 또한 습진은 변화의 폭이 넓고 다양하여 치료법이나 처방이 각 습진마다 다르다.

● 습진은 습진만의 공통 증상과 특징이 있다.

습진은 피부에 가려움, 발적, 비늘, 진물이나 부종, 태선화 및 색소침착 등이 공통으로 나타나는 질병군을 말한다. 이러한 것은 습진이라면 반드시 있어야 할 필수 증상이며 특징이다.

● 각 습진마다 일부 증상이나 특징의 차이가 있다.

습진 중 아토피피부염은 발적, 수포, 부종, 진물이 있지만 가려움이 심하고 전신형이지만 발생 부위가 정해져 있다. 이에 비해 지루피부염은 주로 두피, 이마, 얼굴에서 발생하고 기름기가 있는 노란 인설(비듬)이 특징이며 비교적 느리게 퍼진다. 접촉피부염은 외부의 자극제나 알레르기 유발 물질에 접촉된 후 발생하다 악화되고 전신 또는 접촉 부위에 접촉피부염이 나타난다. 광피부염은 햇볕이 강한 여름철에 장시간 노출 후 노출된 부위 위주로 광피부염이 나타난다.

● 습진은 잘 낫지 않으며 여러 문제를 일으키는 질병이다.

습진은 발생 후 잘 낫지 않고 호전과 악화를 반복하는 난치성 및 재발성 질병이다. 또한 약물로 인한 부작용이나 독성, 후유증이 있다.

● 가장 많은 습진은 접촉피부염이다.

습진 중 가장 많은 것은 접촉피부염으로 전체의 44%를 차지하며, 이를 세분하면 알레르기접촉피부염(28%), 자극접촉피부염(11%), 광과민피부염(3%), 전신접촉피부염(2%) 순이다. 이외에 신경피부염, 한포진, 동전습진, 지루피부염, 아토피피부염, 전신습진, 국소습진, 손습진이 차지하고 나머지 18%는 분류할 수 없다.

● 접촉피부염을 일으키는 것은 대부분이 화학물질이다.
  접촉피부염의 일반적인 알레르겐(알레르기를 일으키는 원인 물질)은 니켈, thimerosal, octyl gallate, fragrance mix, carbamix, potassium dichrome이 있다.

● 변화의 폭이 넓고 다양하다.
  각 습진마다 매우 복잡하고 발병 원인도 다양하다. 몸 내부 문제로 발생하는 내인성, 외부 물질이 인체에 영향을 미쳐서 발생하는 외인성, 진행 단계별로는 급성기, 아급성기, 만성기, 물집에 따라서는 습성, 건조 습진이 있다. 또한 발생 후 의학적 처치나 치료법에 따라 증상이 달라지고 변화도 심하며 변화의 폭이 넓다.

● 의학적으로 치료법이나 처방이 서로 다르다.
  치료 방법은 서양의학과 한의학이 서로 다르다. 또한 치료 효과가 확실한 표준화된 치료법이 없어 환자에게 맞는 적절하고 올바른 치료법을 선택하는 데 어려움이 많아 혼란이 있다.

3

습진의
진단 및 검사

1

진단

습진은 피부에 나타난 습진 증상을 근거로 진단한다. 초기 습진은 가려움, 발적, 비늘(인설), 수포, 진물, 부종이 있으며, 이외에도 오래된 습진은 건조증, 태선화, 진한 피부, 피부의 각질화나 갈라짐이 있다. 이때 환자 연령, 발병 기간 및 시기, 습진 모양, 발생한 곳을 진단에 참고한다.

2

일반 검사

대부분의 습진은 피부에 나타난 특징적인 증상만으로도 진단이 가능하다. 다만 접촉피부염을 일으키는 알레르겐을 확인하기 위한 첩포검사를 하거나 피부단자검사, 세균배양검사, KOH 도말검사, 챙크검사, 혈액검사를 진행한다.

● 첩포검사

피부접촉검사, patch test라고도 하며, 접촉피부염을 일으키는 알레르겐을 확인하기 위해 진행하는 검사이다.

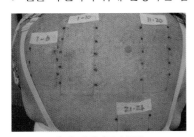

(출처: 대한피부과학회)

● 피부단자검사

Skin prick test라고도 하며 IgE에 의해 매개되는 즉시형 피부 반응을 확인하는 검사이다.

● 세균배양검사

피부에 진물과 딱지나 고름이 있는 경우에 2차 감염 여부를 확인하기 위해 실시한다.

● KOH 도말검사

피부에 진균(곰팡이균)이 있는지를 확인하기 위해 실시하는 검사로 특히 습진에서 비늘이 있는 고리 모양 증상이 관찰될 때 한다.

● 챙크(Tzanck)검사

피부의 바이러스 감염 여부를 확인하는 검사로 물집(삼출물)이 있는 경우에 실시한다.

● 혈액검사

일반적인 혈액검사를 하여 특히 아토피피부염의 진단에 알레르기 과민반응의 지표 중 하나인 총 면역글로불린(total IgE)의 증가 여부를 검사한다.

3

피부조직 검사

연구 목적 등 특별한 경우에 피부조직 검사를 하기도 한다. 습진이 발생된 곳은 염증성 변화가 뚜렷하다. 표피의 해면화(spongiosis), 염증세포 침윤, 진피의 혈관 증식 및 확장, 혈관 주위의 염증세포 침윤이 관찰된다. 이처럼 습진은 피부에 염증성 조직 변화를 보인다.

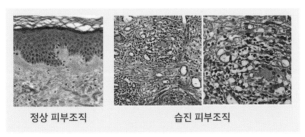

정상 피부조직   습진 피부조직

정상과 습진의 피부조직 차이

4

습진의
원인 및 발병 과정

습진은 15~20%의 소아와 1~2%의 성인에서 발생한다. 또한 최근 습진 환자가 증가

하고 있는 추세이다. 습진은 질병 종류가 다양하고 발병 원인도 다양하다. 유전자, 피

부면역계, 환경요인, 감염, 알레르기 유발 물질 접촉, 약물이나 독성물질, 위장 장애,

땀 배출 장애, 몸이 차고, 氣血순환 장애, 스트레스 등으로 발생한다.

1) 습진의 원인

● 유전자

　CARDⅡ라는 단일 유전자 내 변이들이 아토피피부염을 유발하며, 피부 각질층에서 피부장벽 보호에 중요 역할을 하는 단백질인 필라그린(filaggrin, FLG) 유전자의 결함이나 돌연변이가 있는 것으로 연구되고 있다. 특히 아토피피부염 환자들의 70~80%는 가족력이 있는 것으로 알려져 있다. 다만 유전 양식과 원인 유전자는 현재 명확히 밝혀지지 않았다.

● 피부면역기능의 이상

　피부 세포면역과 관련된 IgE, Th1, Th2, Th17 세포의 기능 결함과 IL-4, 5, 9, 10, 18, 33의 과도한 발현으로 피부에 염증이 발생한다.

● 피부장벽기능의 이상이나 파괴

　표피층의 가장 밖인 각질층은 치밀한 각질세포로 되어 있다. 이러한 특수한 각질화 과정은 포막(包膜) 내에서 이루어지는데, 포막은 여러 종류의 단백질, 필라그린, Involucerin, loricrin을 합성한다. 그러나 피부장벽 기능의 이상이나 파괴가 있으면 피부 알레르겐의 침투가 용이해지고 세균 및 바이러스 감염에 취약하여 습진이 발생한다.

● 환경 요인

　습도, 온도, 자외선, 공기오염, 기후 요인인 강설량, 기압의 자연환경 요인과 관련이 있다.

● 미생물 감염

세균, 진균, 바이러스의 감염으로 발생한다. 특히 포도상구균인 금황색포도상구균, 피부포도상구균으로 인해 발생한다.

● 알레르기 유발 물질의 접촉

습진 중 주로 알레르기 유발 물질에 접촉되어 접촉피부염을 일으키는 것으로 자극접촉피부염과 알레르기접촉피부염이 있다.

■ 자극접촉피부염

피부에 자극을 줄 수 있는 화학물질이나 물리적 자극 물질이 일정한 농도로 일정 시간 이상 노출되어 발생한다. 짧은 노출에 의해서도 심한 반응을 일으킬 수 있으나 대부분은 하나 또는 여러 자극 물질에 반복적으로 장기간 노출되어 발생한다. 자극접촉피부염은 주로 주부, 미용사, 의료종사자, 수의사, 청소종사자, 조리사, 금속가공업자, 기계나 자동차 수리업자에서 발생하고 세정제, 비누, 채소, 공업용 용제, 불산, 시멘트, 크롬산, 페놀, 아세톤, 알코올이 원인 물질이다.

■ 알레르기접촉피부염

알레르기를 일으키는 원인 물질인 특정 접촉항원(알레르겐)에 감작되어 있는 사람이 다시 접촉하였을 경우에 발생하는 피부염이다. 접촉항원은 친지질성 화학물질이 많고 4,000여 가지 이상이

존재한다. 알레르기접촉피부염은 니켈, 크롬, 코발트, 귀금속, 장신구, 안경, 목걸이, 청바지의 금속 단추, 휴대전화기, 화장품에 포함되어 있는 특정 성분에 의해 발생한다. 이외에도 방부제, 머리 염색약, 고무 제품, 접착제, 항균제, 합성수지, 옻나무, 은행나무, 풀밭이나 숲의 식물과의 접촉으로 발생한다.

■ 약물이나 독성물질

항생제, 항균제, 해열진통제, 통풍 치료제, 간질 치료제, nonsteroidal anti inflammatory agents, allopurinol, phenothiazines, hydantoin derivatives, ceftazidine, carbamazepine, 진정수면제, 일부 화학물질의 독성 및 이상반응으로 피부염을 일으킨다. 특히 습진 중 박탈피부염, 약물피부염 발생과 관련이 있다.

■ 위장 장애

상당수 습진은 진물과 부종 등의 삼출물이 피부에 나타난다. 진물과 부종은 주성분이 수분으로 일부는 수분이 변한 담음(痰飮)이다. 이것은 평소 섭취한 물이나 음료수가 위장에서 흡수되어 정상적으로 처리되지 못하여 발생한다. 실제로 상당수 습진 환자는 위장 기능이 약하여 몸 안의 수분처리가 안 되어 위장에서 출렁거리는 물소리가 나며 기능이 크게 저하되어 있다. 한의학에서는 습진의 중요 원인을 위장 기능 장애로 보고 있다.

■ 땀 배출 장애

상당수 습진 환자는 땀이 적거나 나지 않으며 습진이 발생한 곳에서는 아예 땀이 나지 않는다. 습진은 Th cell, 인터루킨 cell, Treg cell, IgE 등의 세포나 단백질이 과도하게 발현되어 피부에 염증을 일으키는 질병이다. 이러한 피부의 염증으로 땀구멍을 막아 몸 안의 수분 배출을 막아버린다. 땀 배출이 안 되면 신체의 기능에 장애가 발생하여 전체 생리적 기능뿐 아니라 몸 안의 독성, 유독물질의 배출에 문제가 생겨 습진이 발생하거나 악화된다.

■ 몸이 냉(冷)하고 氣血순환 장애

몸이 냉하거나 氣血순환에 문제가 발생하면 습진 등의 질병이 생기거나 기존의 질병이 악화된다. 습진 환자의 진료 시에 한의사는 평소 따듯한 것 또는 찬 것을 좋아하는지 묻는다. 호전과 재발이 계속되는 만성 습진, 노인 습진, 몸이 약하고 마르거나 습진 이외의 질병이 있는 습진 환자는 대체로 찬 것을 싫어하고 따듯한 것을 좋아하는 특징이 있다. 한의학(중의학 포함)에서는 양허(陽虛)로 진단한다. 양허는 최근에 연구된 새로운 발병 원인이다.

■ 만성 스트레스

스트레스는 만병을 일으키는 원인으로 습진은 육체 질병이지만 스트레스로 발병한다. 특히 발병 전에 질병을 발생시키는 1차적 원인보다는 습진 발병 후 습진이 장기간 낫지 않거나 환자 스스로 예민한 성격으로 2차 원인인 습진의 악화 요인으로 작용한다. 습진 발병 전에 심하게 또는 장기간 스트레스를 받거나 습진 발생 후에 스트레스를 받으면 습진이 발병 또는 악화된다.

2) 습진의 발병 과정

습진은 인체 밖, 인체 내의 습진 발병 원인이 인체의 여러 장기나 기능에 영향을 미쳐서 발생한다. 인체 밖의 원인으로 온도, 습도, 강수량, 기압, 자외선, 미세먼지, 알레르기 유발 물질, 미생물 등이며 인체 내부 요인으로 유전자, 면역계, 땀 배출 장애, 위장 장애, 氣血순환 문제, 일부 약물, 독이다. 이러한 인체 내외부 요인이 인체의 Th cell, 인터루킨 cell, Treg cell, Ige 등에 영향을 미쳐서 습진이 발병한다.

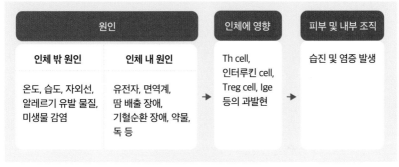

습진의 발병 과정

5

한의학
치료 원칙

한의학으로 습진을 치료할 때는 각 습진 증상을 포함하여 환자의 육체적, 정신적인 몸 전체의 건강 상태를 반영하여 치료한다. 습진은 몸 안에서 습진만의 단독으로, 독립적으로 발생하지 않는다. 이는 습진의 발병과정이나 증상은 몸의 피부 이외의 기관이나 기능과 상호 밀접하게 연관되어 발생하기 때문이다. 전신의 여러 기관, 기능의 영향으로 발생한다.

● 각 습진에 따라 치료법과 처방이 다르다.

초기 습진은 가려움, 발적, 비늘, 진물, 부종이 있으며 만성화되면 피부가 두터워지고 각질화, 태선화, 색소침착을 보인다. 이외에도 각 습진은 각각의 독특한 증상과 특성이 있다. 한의학은 이러한 각 습진병의 특성과 증상에 따라 처방 등 치료법을 달리한다.

● 동일한 습진병이라도 환자에 따라 치료법과 처방이 다르다.

같은 습진병을 진단받았어도 환자에 따라 서로 처방이 차이가 있을 수 있다. 같은 병이라도 성별, 연령, 직업, 건강 수준, 다른 질병 여부, 치료 경력, 체질, 원인, 습진 단계에 따라 다르기 때문이다. 동일한 질병이라도 이러한 환자의 특성과 조건을 반영하여 치료한다.

● 약물 복용 중심의 치료를 한다.

습진은 피부 자체만의 문제로 발생하지 않는다. 대부분은 피부면역기능 이상, 유전자 등의 인체 내부 문제와 각종 외부 자극 물질인 알레르겐과의 상호작용으로 습진이 발생하거나 악화된다. 습진은 인체가 외부 물질에 반응하지 않으면 발생하지 않기 때문에 결국 습진은 인체 내부의 문제가 더 큰 영향을 미친다. 따라서 습진을 제대로 치료하려면 환자의 내부문제를 해결하거나 관리해야 한다. 물론 환자의 가려움, 진물, 발적이 심한 경우에는 외용약이나 피부과 처치가 필요하다.

● 서양의학과 한의학 치료는 다르다.

서양의학은 습진을 피부 염증 질환으로 규정하고 피부과 치료나 관리를 중심으로 한다. 피부 염증을 일으키는 Th cell, IL cell을 차단하고 억제하는 소염 목적의 치료를 한다. 이렇게 치료하면 심한 습진도 곧 감소되거나 없어져서 좋으나 근본적 치료에는 한계가 있다. 반면에 한의학은 습진 증상뿐 아니라 환자의 건강 상태나 체질을 고려하여 종합 치료를 한다. 습진의 원인과 증상에 맞는 치료법과 처방을 하면 근본치료가 가능하다. 다만 표준화된 진료지침서가 없어 한의사마다 치료법 등이 서로 다른 문제가 있다.

● 한의학과 서양의학으로 공동 치료를 할 수 있다.
매우 심한 가려움, 물집, 진물, 발적은 환자의 육체적, 정신적, 정서적 문제로 정상적인 생활이나 삶에 큰 악영향을 미친다. 정상적인 학교, 직장 및 가정생활, 수면을 못할 수도 있다. 이럴 경우에 효과가 빠른 피부과 치료와 처치를 취한 다음 한방 치료를 할 수 있다.

● 습진의 치료와 관리를 위해 다양한 접근을 한다.
습진은 다양한 질병군으로 습진마다 발병 원인 및 기전이 서로 다르다. 제대로 치료하려면 각 질병별로 원인을 제거하거나 관리할 수 있어야 한다. 한 가지 방법이나 약물, 치료법만으로는 여러 습진을 완벽하게 치료할 수 없다. 의학적 치료뿐 아니라 음식, 옷의 재질 및 입는 방법, 목욕, 운동, 집이나 직장에서 사용하는 물건은 습진의 치료와 예방, 재발 방지에 중요하다.

● 습진은 중의학(한의약) 권장치료 질환이다.

중국은 의학을 서양의학(서의전공), 중의학(중의전공), 중서의 결합의학(서의와 중의 모두 전공)으로 구분한다. 서양의학을 전공한 의사를 서의(西醫), 중의학을 전공한 의사를 중의(中醫)라고 하며 서양의학과 중의학을 모두 전공한 의사를 중서의결합의사(中西醫結合醫師)라고 한다. 진단된 질병에 따라 서의, 중의, 중서의결합의학 치료가 결정된다. 예를 들어 습진으로 진단되었다면 습진을 서의, 중의, 중서의결합의학 중에서 어떤 의학으로 치료하는 것이 더 좋은지가 결정된다. 질병에 따라 효과가 더 좋은 방법으로 치료한다는 의미이다. 습진은 중의 권장치료 질환이며 이것은 중의 치료(한의학)가 더 효과적이라는 뜻이다.

● 한의학은 특히 만성기, 재발성 습진에 효과적이다.

현재 습진 치료는 초기나 급성기 습진에는 효과적이다. 극심한 가려움, 수포, 발적, 진물을 없애거나 관리해주기 때문이다. 그러나 급성기를 지난 전신형, 아급성, 만성 습진이나 유병 기간이 길고 호전과 악화가 반복되는 습진은 다른 치료가 필요하다. 이 단계에서는 소염 목적의 치료보다는 습진으로 인한 만성적 가려움, 건조한 피부가 두터워지고 태선화되며 색소침착이 발생하는 문제, 땀 배출 장애, 육체적, 정신적, 정서적 문제를 포괄하는 종합치료를 해야 한다. 한의학은 만성 습진이나 호전과 악화가 반복되는 재발성 습진에 효과적이다.

● (새로운 방법으로) 근본적 치료가 가능하다.

그동안 습진 치료는 원인보다는 결과, 뿌리를 없애기보다는 가지 자르기 치료에 가까웠다. 발병 원인과 기전이 알려지지 않은 탓도 있지만 치료법도 일시적 염증 제거 목적이었기 때문이다. 증상 호전과 악화가 반복되어 환자는 지치고 불안해하며 의료에 대한 불신과 불만이 크다. 그러나 최근 한의학(중의학)의 새로운 치료법은 상당부분에서 이러한 문제를 없애거나 해결하고 있다. 한의학 측면에서 새로운 습진의 원인, 기전, 그리고 처방이 연구되고 있다. 습진 증상뿐 아니라 환자의 몸과 관련된 모든 것을 고려하여 치료한다.

P

A

R

T

6

습진 치료 시 한의학의
중요 요소 및 치료 방법

1

중요 요소 및 특징

한의학에서는 습진 치료 시 피부만의 문제로 보지 않고 환자의 전체 특성, 상태를 파악하여 치료한다. 습진이 환자의 평소 내부 장기 기능, 건강 상태나 체질과 긴밀하게 연관되어 있기 때문이다. 한의학으로 습진 환자 치료 시 중요 요소는 다음과 같다.

1) 습진의 진단

여러 습진 질환군 중에서 먼저 환자의 병명을 진단한다. 예를 들어 아토피피부염, 지루피부염, 영유아습진, 동전습진, 한포진, 약물피부염인지를 정확하게 구별한다.

2) 환자의 습진 증상

- 가려움
- 발적(또는 붉은 반점)
- 비늘(인설)
- 진물(삼출물)
- 부종
- 피부가 거칠며 두텁고 태선화
- 각화증
- 색소침착

3) 환자의 습진 이외 특징 및 특성

● 피부 상태(습진 증상 이외)
- 평소 땀 배출 정도
- 주요 발생한 곳
- 단계별(급성, 아급성, 만성) 구분
- 피부 알레르기
- 피부 감염

● 피부 이외 습진 관련 특징
- 성 및 연령
- 직업과 작업 환경, 근무기간

- 유전
- 여성의 월경, 임신 및 출산
- 소화기 기능 및 위장 장애
- 평소 추위를 타거나, 손발이 차거나(冷), 따뜻한 것을 좋아함
- 평소 비염, 천식
- 항생제, 소염제, 스테로이드 등 약물 사용 및 기간
- 감기 및 기관지염
- 체질
- 계절성(계절에 따른 차이)
- 습진 이외의 질병
- 흡연 및 음주
- 음식 습관

● 일반 건강 상태
- 피로(육체적)
- 정신, 정서 상태
- 수면
- 운동
- 대소변
- 환경 요소(햇빛 양, 온도, 습도)에 따른 변화
- 탈모
- 독성물질 접촉 및 노출

4) 기타

● 첩포검사(patch test) 결과

2

치료 방법

한의학의 습진 치료 방법은 한약 복용 및 외용, 침 치료, 음식요법 등이 있다. 이러한 치료법을 환자의 습진 증상이나 상태, 건강 상태, 체질을 고려해 사용한다. 그러나 습진은 피부질환이지만 대부분 인체 내부 문제로 발생하는 질병 특성상 한약 복용이 가장 중요한 치료법이다. 외용 한약, 침, 음식요법은 보조적으로 사용한다.

1) 한약 복용

한약을 달인 물약(탕약), 고약, 산제, 환제 형태로 복용한다. 환자의 습진 상태나 단계, 발생 원인에 따라 치료 목적, 방향을 정해야 한다. 즉 염증 제거(소염), 진물과 부종 치료, 가려움증 치료, 땀 배출 개선, 태선화 및 색소침착 치료 독소의 위장 기능 개선, 면역 조절 이외에도 몸이 차가운 증상 치료, 독소의 해독 및 배출 등 환자의 상태에 맞게 처방한다. 환자의 전체 상태를 고려하지 않고 습진만 치료하면 지속적인 효과를 얻기 힘들거나 재발 없는 치료를 할 수 없다.

● 염증 제거(소염)

특히 습진의 급성기, 아급성기에 발적이 나타나는데 이는 염증 증상이다. 중요 습진 발생 기전 중 하나는 염증반응이다. 습진의 초기 단계에서 심각하게 나타나는 발적은 소염 효과가 있는 한약처방을 사용한다.

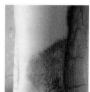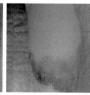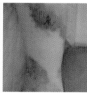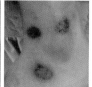

염증성 습진

● 진물과 부종 치료

진물, 부종은 발적과 동반되는 습진 초기나 급성기의 중요 증상이다. 또는 일부 아급성기, 만성기 습진 환자가 긁거나 상처가 나서 진물과 부종이 생기기도 한다. 진물과 부종은 피부에서 진한 삼출물이 계속 나오는 것으로 환자나 타인에게 영향을 미친다. 환자 자신은 계속되는 진물과 부종으로 학교, 직장 및 가정생활을 하는 데 큰 지장이 있으며, 이것이 장기간 지속되면 정신적, 심리적 상처나 우울증이 생길 수도 있다. 또한 진물이 속옷과 엉켜서 습진의 상처가 더 심해지거나 옷을 벗고 입는 데도 큰 장애를 준다. 환자 주변인들은 피부의 삼출물을 보게 되면 감염성 피부병을 의심하여 접촉을 피하기도 한다. 특히 진물과 부종이 젖꼭지나 생식기, 항문에 발생하면 정상적인 수유, 성생활, 대변 후 처리에 어려움이 있다. 진물이나 부종 치료에 효과적인 한약처방과 동시에 외용 한약으로 관리한다.

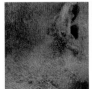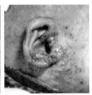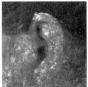

진물과 부종이 있는 습진

● 가려움 치료

습진은 발적, 진물과 부종 치료도 중요하지만 가려움, 특히 심한 가려움이 큰 문제이다. 가려움을 줄이거나 가능한 빨리 해결하는 것이 무엇보다도 필요하다. 가려움은 육체적 뿐아니라 정신적, 정서적으로 불면, 괴로움, 불안, 불만, 부정적 정서를 일으켜 일상생활을 어렵게 하고 만성 스트레스를 초래하며 건강까지 영향을 미친다. 이외에도 가려워 긁게 되면 습진 부위나 정상 피부에 상처가 생겨 감염되고 습진 증상이 더 심해져 습진을 악화시키는 중요 원인이 된다. 특히 아토피피부염은 가려움이 심해 환자의 육체적, 정신적 건강에 큰 영향을 미치고 치료에도 나쁜 결과를 가져온다. 영유아 환자의 가려움으로 인한 고통은 심각하다. 최대한 긁지 않도록 해야 하며 감염 방지를 위해 평소 피부 보호와 수면 중 긁어 생기는 피부 상처나 감염을 최소화할 수 있도록 장갑을 끼거나 손발톱 관리를 해야 한다. 한약 복용과 함께 반드시 가려움에 효과적인 외용 한약을 적극 사용한다.

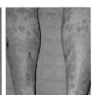

심한 가려움이 있는 습진

● 땀 배출로 신체 및 피부 기능을 정상화한다

습진은 염증질환으로 T helper cell, Interleukin cell, Treg cell, CD 단백질, IgE 등의 염증 세포나 단백질이 과도하게 발현되는 특징이 있다. 이러한 세포나 단백질은 피부에 염증반응을 유발하고 땀 배출 장애 등 연쇄적인 생리적, 병리적 문제를 일으킨다. 실제로 상당수의 습진 환자들은 습진 발생 전에 비해 땀 배출량이 적어지며, 특히 습진 발생 부위는 아예 땀이 나지 않는다. 땀이 나지 않으면 우선 피부가 건조하고 피부 기능에 큰 문제가 발생하며, 이외에도 2, 3차로 인체 내의 기능에 큰 타격을 줄 수 있다. 땀 배출을 정상화하는 것은 습진 치료뿐 아니라 환자의 건강을 유지, 증진하는 데도 매우 필요하다.

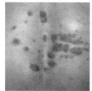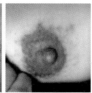

땀 배출 장애로 건조된 피부

● 위장 기능 개선

대체로 습진 환자는 위장 기능이 약한 편이다. 또한 음식 섭취량이 적거나 편식을 하는 경향이 있다. 특히 소아 환자나 아급성기 및 만성기 환자가 그렇다. 영유아 아토피피부염 환자들은 식사량이 적고 편식으로 몸이 마르고 자주 짜증을 내거나 울기도 한다. 습진 증상 중 부종과 진물(삼출물)은 한의학에서는 위장 기능의 허약으로 발생한다는 이론이 있다. 위장 기능이 약하면 몸 안의 수분이나 담음(痰飮)이 처리가 안되고 몸 안에 쌓여 피부뿐 아니라 몸 내부에도 수분이나 삼출물이 넘치게 된다. 위장 기능이 좋아지면 신체 건강도 개선되지만 몸 안의 수분을 없앨 수 있어 부종과 삼출물도 사라지게 된다.

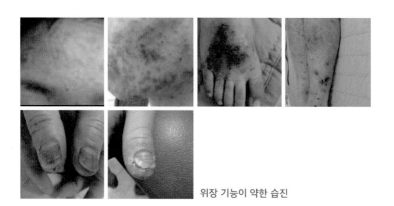

위장 기능이 약한 습진

● 면역계의 균형과 안정화

습진 중 접촉피부염은 몸 외부에서 자극제나 알레르기를 유발하는 알레르겐에 접촉되어 발생한다. 외부의 자극제나 알레르겐에 피부가 자극 또는 접촉되어 면역 과민반응이 나타나고 발적, 가려움, 두드러기가 생기며 이어서 진물과 부종이 나타난다. 몸이 외부 물질에 과민하게 반응하는 것이다. 몸 내부의 면역 기능이 안정되지 못하고 과도하게 반응한 결과이다. 과도하게 예민한 면역계를 균형, 안정 또는 진정시키는 치료가 필요하다.

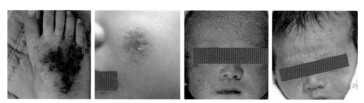

면역 기능의 이상과 항진으로 발생한 습진

● 태선화, 색소침착의 치료

습진이 발생하여 바로 낫지 않고 만성화되면 초기의 증상이 변화하여 피부가 두터워지는 태선화와 피부색이 짙고 어두워지는 색소침착이 나타난다. 피부 태선화와 색소침착은 대부분 동시에 발생하는데 장기간 피부를 긁고, 다양한 성분의 치료약 사용, 옷의 피부 마찰이 서로 결합되어 나타난다. 얼굴이나 손등, 손목, 앞·뒷목에 태선화와 색소침착이 있으면 외모적으로 큰 문제이다. 태선화와 색소침착이 너무 심해 불가역(irreversible) 상태이면 원래대로 되돌릴 수 없지만 상당수의 환자는 가역(reversible) 상태이다. 피부가 거칠고 두터운 증상을 부드럽게 윤화(潤化)하고 색소침착을 완화하는 치료를 한다.

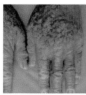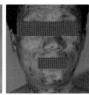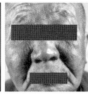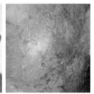

태선화 및 색소침착된 습진

● 몸을 따뜻하게 하여 氣血순환을 개선한다.

상당수의 습진은 습진이 발생한 지 수년 이상 되고 호전과 악화를 반복한다. 동시에 습진 증상이 확산되며, 피부가 비후하고 딱딱해지며, 색소침착이 뚜렷해지고, 인설이 치밀하게 퍼진다. 이런 환자들은 공통적으로 몸이 마르고, 손발 및 아랫배가 차며, 추위를 타고, 따뜻한 것을 좋아한다. 피부가 건조하고, 땀이 적게 나며, 각질화가 심해진다. 날씨가 차갑고 추워지면 증상이 더욱 악화된다. 이와 같은 증상은 만성 습진 환자에서 나타나는데 한의학적으로 볼 때 양허(陽虛) 상태에 따라 온양익기법(溫陽益氣法), 온양거습청열법(溫陽祛濕淸熱法)을 사용하여 몸의 氣血순환을 개선한다.

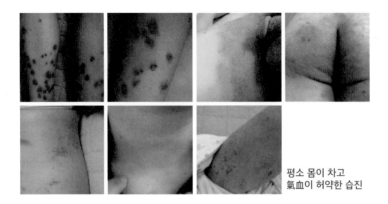

평소 몸이 차고
氣血이 허약한 습진

● 독의 해독 및 배출

독(毒)은 인간의 건강을 해치고 질병을 일으키는 물질이다. 대표적으로
는 화학물질, 중금속, 각종 약물, 식품첨가물, 환경호르몬이다. 한의학
에서는 독을 질병 원인이 축적되어 몸에서 없어지거나 배출되지 않는
것(毒者 邪氣蘊蓄不解之謂)이라고 정의한다. 습진을 치료하려면 습진을 일
으키는 독을 몸 안에서 해독하거나 몸 밖으로 배출해야 한다. 이를 위
하여 해독 효과가 있는 한약이나 대소변의 배출을 촉진시키는 약물을
사용한다. 승양해독법(升陽解毒法)으로 몸의 기능을 강화하여 몸 안의
독을 해독하거나 배출한다.

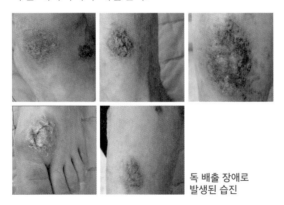

독 배출 장애로
발생된 습진

● 만성 스트레스의 치료 및 관리

습진은 육체적 질병이지만 정신, 정서, 심리 측면에 큰 영향을 미친다. 습진이 바로 나으면 육체적으로나 정신, 정서, 심리 면에서도 아무런 후유증이 없다. 그러나 낫지 않고 오래가면 습진 자체의 문제뿐 아니라 습진에서 비롯되는 남의 곱지 못한 시선, 피부색의 변화로 인한 외모 문제, 자신감 상실 또는 저하 등의 복합적인 문제가 발생한다. 습진의 장기화는 거의 모든 환자들에게 신체적 고통 이외에도 정신적, 정서적, 심리적 문제를 일으킨다. 특히 습진 환자 중 만성 스트레스, 우울증이 심한 환자는 습진 치료와 더불어 이러한 문제를 관리하는 것이 중요하다.

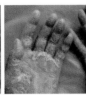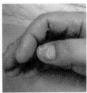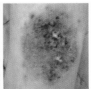

만성 스트레스 상태의 습진

2) 외용 한약

한약을 달이거나 고(膏)로 만들어 습진이 발생한 곳에 바르고, 담그고, 씻고 하는 방법을 말한다. 습진 증상이나 상태, 발생한 곳에 따라 적절한 방법을 선택할 수 있다. 특히 극심한 가려움, 발적, 삼출물이나 부종에 염증 제거 목적으로 사용한다. 처방으로는 소풍양혈윤조탕(疏風養血潤燥湯), 윤기고(潤肌膏), 습독고(濕毒膏), 수렴산(收斂散), 습진외세방(濕疹外洗方), 수오명류세방(首烏明留洗方), 지유습수방(地楡濕數方)이 있다.

3) 침 치료

침 치료는 氣血순환을 개선하여 습진 치료뿐 아니라 환자의 건강 증진, 기존 질병의 치료, 체질 강화나 변화의 목적을 위해 사용한다. 환자의 습진 상태에 따라 삼음교, 음릉천, 곡지, 합곡, 혈해, 수삼리, 곡삼리, 폐수, 비수, 격수, 심문, 내관, 외관, 풍지, 백회, 위중에 침을 놓는다.

4) 음식 치료

습진 환자의 음식 치료는 중요하며 소아와 성인은 서로 차이가 있다.

● 소아습진

소화 기능이 감당할 수 있는 이상의 음식 섭취는 삼가야 하고 우유나 분유, 과민성, 접촉성 항원의 음식, 소화가 잘 안 되는 견과류는 피한다. 모유 수유는 좋다.

● 성인습진

성인습진 환자는 담백한 음식, 다양한 영양성분을 골고루 섭취하고 비타민과 미량원소가 부족하지 않게 하는 것이 좋다. 비타민 C가 풍부한 수박, 동과피, 녹두, 팥, 옥수수 수염, 율무, 조롱박(표주박), 꿀, 수세미, 당근, 미나리, 올방개, 사탕수수, 배가 권장된다. 또한 적정량의 음식, 섬유질이 많은 채소류의 섭취는 대변 양을 많게 하고 독소 배출을 촉진

한다.

삼가야 할 음식은 술, 커피, 진한 차, 자극적이며 맵고 신 음식이다. 또한 소고기, 양고기, 개고기, 해산물, 태우고 구운 음식은 줄인다. 닭고기, 오리고기와 체질에 맞지 않는 음식도 줄이는 것이 좋다. 아울러 향초, 용안육, 여지, 대추, 사과, 망고, 부추, 복숭아씨는 삼가해야 한다.

습진의 치료 판정은 완치, 현저한 효과, 유효, 무효(효과 없음)로 구분한다. 완치는 습진의 증상과 가려움이 완전히 없어진 상태이며, 현저한 효과는 70% 이상의 습진 증상과 가려움이 없어진 상태이다. 유효는 습진 증상과 가려움이 30~70% 사라진 상태이며, 무효는 습진 증상이 그대로 있거나 30% 미만의 효과가 있거나 또는 오히려 악화된 경우를 말한다.

1

완치

완치는 습진 증상이 완전히 없어지고 가려움이 소실된 것이다.

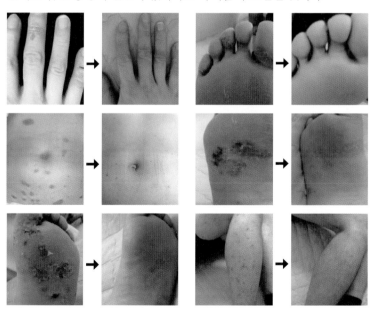

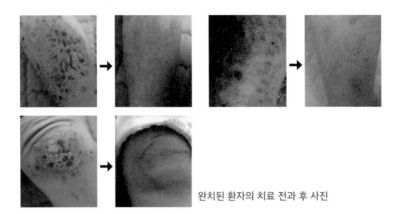

완치된 환자의 치료 전과 후 사진

현저한 효과

현저한 효과는 습진 증상이 현저하게 또는 대부분 없어지고 가려움이 현저하게 경감되어 70% 이상의 효과가 있는 것을 말한다.

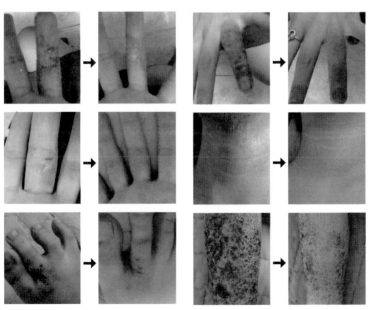

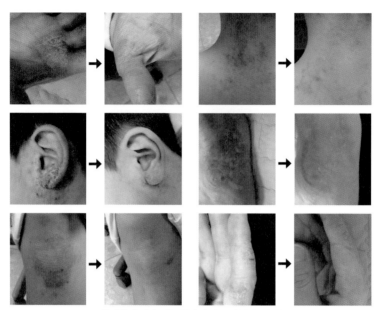

현저한 효과가 있는 환자의 치료 전과 후 사진

3

유효

유효는 습진 증상이 부분적으로 소실되고 가려움이 개선되어 30%~70%의 효과가 있는 것을 말한다.

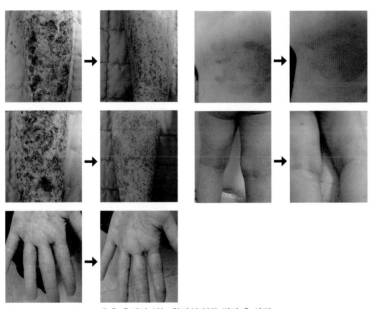

유효 효과가 있는 환자의 치료 전과 후 사진

4

무효

무효는 습진 증상이 거의 그대로 있거나 일부 소실되고 가려움이 아직 경감되지 않으며 전체적으로 30% 미만의 효과가 있는 것을 말한다. 또는 오히려 임상 증상이 악화되는 경우도 포함된다.

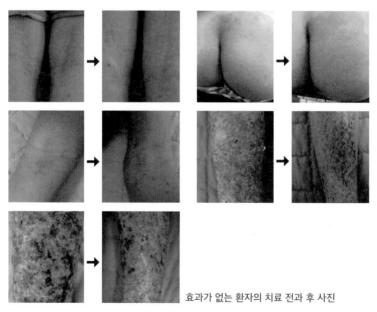

효과가 없는 환자의 치료 전과 후 사진

8

각 습진의
한의학 치료 효과 및 관리 방법

아토피피부염

1) 질병 특징

아토피피부염은 심한 가려움과 진물, 부종, 발적, 각화증, 태선화, 색소침착, 건조증이 만성적으로 반복 발작하는 염증성 질환이다. 영아기, 소아기에 시작되고 연령에 따라 주요 발병 부위나 증상에 차이가 있으며 일부는 자연히 호전되기도 한다. 영아기에는 얼굴과 팔다리의 바깥쪽에서 발생하지만 성장하면서 팔다리의 안쪽(굽혀지는 곳)에 나타나며, 성인기에는 접히는 부위에 피부가 두터워지는 태선화와 색소침착이 있고 영아기, 소아기에 비해 얼굴에 생기는 경우가 많다. 동시에 알레르기 비염, 천식이 동반되거나 서로 선후로 발생한다.

2) 분류 및 증상

영아기, 소아기, 성인기의 3단계로 나누어진다. 발병은 3단계 모두로 발전할 수 있으며, 이 중에 1, 2단계만 있을 수 있다. 대다수의 환자는 2세 이전에 증상이 상당히 개선되지만 환자의 10%가 성인기까지 지속된다.

(1) 영아기

환자의 60%가 출생 후 2개월에서 2년 내에 발병한다. 피부 손상은 뺨, 이마, 미간, 머리에 많이 발생하고 심할 때는 몸통, 사지까지 발전할 수도 있다. 영아기 습진은 모두 심한 가려움을 동반하고 발작성을 띠어 아기가 긁고 울며 불안해하면서 잠을 충분히 못 자게 된다. 삼출형과 건조형으로 나눌 수 있다.

● 삼출형

비만 유아에서 많이 나타난다. 흔히 양쪽 뺨에서 발생해 초기에는 홍반이 있고 작은 반점의 구진 위에서 황색의 지성(脂性) 액체가 나오며, 이후에는 딱지가 앉고 정수리, 눈썹 가장자리, 코 옆, 귀 뒤로 발전한다.

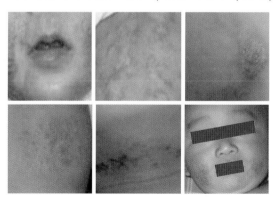

● 건조형

마른 유아에서 많이 나타난다. 붉은색 위에 밀집된 작은 구진이 있고 수포가 드물어 심한 삼출 증상이 없으며 표면에 회백색의 겨 모양 인설이 덮여 있다.

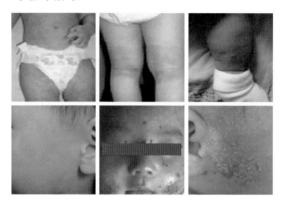

(2) 소아기

2세부터 사춘기까지로 대부분 영아기로부터 발전된 것이다. 이 시기의 피부 손상은 습진형(진물이 있음)과 양진형(가려움이 심함)으로 구분된다.

● 습진형

발적 위에 구진, 구포진이 있고 이들이 융합되어 덩어리를 이룬다. 소량의 삼출이 나타나고 회백색의 가늘고 부서지는 인설과 딱지가 붙어 있다.

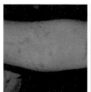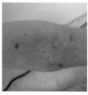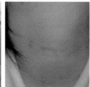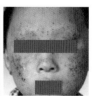

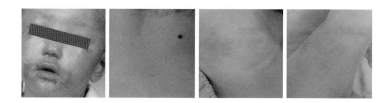

● 양진형

팔다리의 바깥쪽, 등 부위 또는 전신에 가려움이 심하며 구진이 흩어져 있고 긁은 상처와 피딱지가 있다. 발생 부근에서 임파선의 현저한 종대가 동반된다.

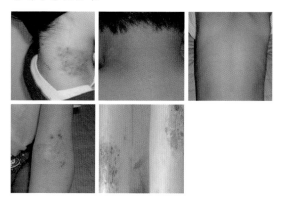

(3) 성인기

성인기의 습진은 소아기와 비슷하다. 주로 일부 피부에 건조성 발적 및 구진이 있고 이 구진들이 쉽게 융합되어 침윤성 비후성 피부 손상을 형성한다. 더 진행되면 태선화와 소량의 회백색 인설이 있거나 색소침착이 나타난다.

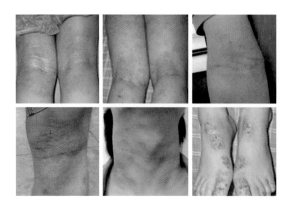

3) 진단

환자의 몇 가지 증상과 특징으로 쉽게 진단 가능하다. 그러나 의학적으로는 아토피피부염 진단 기준에 의해 아래의 주 진단 기준 중 적어도 2개 이상, 보조 진단 기준 중 4가지 이상에 해당되면 아토피피부염으로 진단한다.

(1) 주 진단 기준(Major features)

- 소양증(가려움증)
- 특징적인 피부염의 모양과 부위
  2세 미만의 환자: 얼굴, 몸통, 팔다리 바깥쪽 펼쳐진 곳의 습진
  2세 이상의 환자: 얼굴, 목, 팔다리 안쪽 접힌 곳의 습진
- 천식, 알레르기 비염, 아토피피부염의 개인 및 가족력

(2) 보조 진단 기준(Minor features)

- 피부건조증
- 백색 비강진(버짐, 원형 또는 타원형의 인설성 저색소성 반점이 얼굴이나 목, 어깨 등에 발생)
- 눈 주위의 습진성 병변 혹은 색소침착
- 귀 주위의 습진성 병변
- 구순염(입술 가려움증, 건조, 균열, 부종, 딱지가 생기고 양쪽 입술 끝 부위가 짓무르며 갈색 침착이 생김)
- 손, 발의 비특이적 습진
- 두피 비듬
- 모공 주위 피부의 두드러짐
- 유두 습진
- 땀을 흘릴 경우의 소양증
- 백색 피부묘기증(긁으면 하얗게 변함)
- 피부단자시험의 양성 반응
- 혈청 면역글로불린 E(IgE)의 증가
- 피부 감염의 증가

4) 치료 원칙 및 특징

(1) 치료 원칙

발생 원인, 증상, 체질별로 구분하여 맞춤 처방을 한다. 치료 초기에 심한 가려움을 없애는 것이 매우 중요한데 외용 한약을 사용하여 환자의 괴로움을 최소화한다. 한약 복용 및 외용 한약 치료뿐만 아니라 환자의 정신적, 정서적 측면의 심리적 안정까지 아우르는 포괄적 치료를 한다. 영유아 환자는 아토피 피부염으로 인한 피부 이외에 식욕 저하, 저체중 및 불안감, 성장발육 문제도 해결한다.

(2) 치료 특징

가려움이 심한 영유아, 소아 환자는 최우선으로 가려움을 치료하거나 감소시키는 노력이 매우 중요하다. 계속 긁게 되면 피부에 상처가 생겨 더욱 가려워지고 결국 아토피피부염이 악화되거나 확산될 수 있어 치료에 큰 장애가 된다. 아토피피부염의 발생 및 악화 요인인 음식, 생활습관 뿐만 아니라 정신·심리적 요인까지 고려해 포괄적으로 접근해야 한다. 알레르기 비염, 천식이 동반될 수 있어 동시에 치료해야 한다. 소염법(消炎法), 승양해독법(升陽解毒法), 온양법(溫陽法), 발한법(發汗法)으로 높은 치료 효과와 근본 치료가 가능하다.

5) 치료 방법 및 결과

반드시 한약 복용, 외용 한약을 동시에 사용한다. 필요시 침을 사용할 수 있다. 환자의 상태에 따라 피부과 치료를 병행할 수 있다. 평소 음식을 조절하고 알레르겐(아토피 유발 물질) 노출을 피해야 한다. 가능한 피부를 긁지 않도록 하는 것이 중요하다. 치료율은 75.8~98.5%이고 최소 치료 기간은 1~4개월이다. 300명 치료에서 5%가 재발하였고 부작용은 없었다.

6) 치료 사례

■ 영아 및 소아기

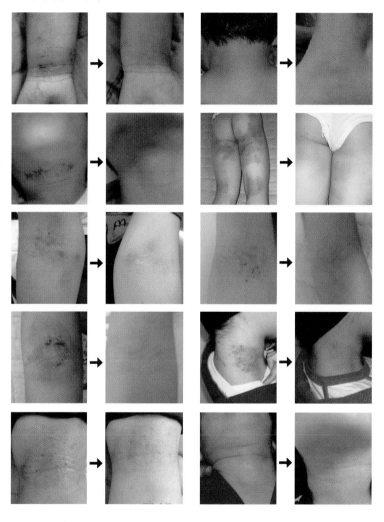

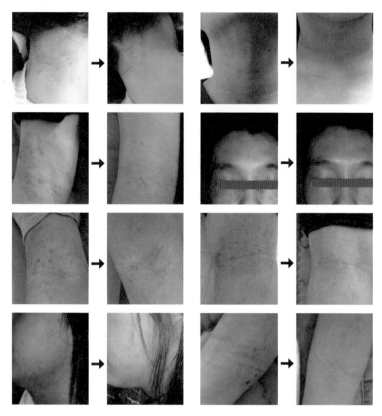

7) 예방 및 주의사항

(1) 예방관리

주변 환경 및 생활습관에서 악화 요인을 찾아내어 접촉, 노출을 피하거나 제거하는 것이 중요하다. 예를 들어 급격한 온도나 습도의 변화, 심리적 스트레스, 모직이나 나일론 의류, 세제나 비누 등이다. 따라서 목욕할 때 비눗기를 충분히 제거하고 세탁 후 옷에 세제가 남지 않도록 잘 헹구는 것이 좋다. 모직이나 나일론으로 만든 의류는 가능한 피해야 한다. 집 먼지 진드기, 꽃가루, 동물의 털에 과민반응을 보이는 경우에는 애완동물이나 카펫을 피하는 것이 좋다. 한편 피부가 건조하지 않도록 보습제를 바르도록 한다. 목욕 시 물은 미지근한 것이 좋고 약한 중성 비누를 골라서 사용한다. 때를 밀게 되면 피부가 자극을 받아 더 가렵고 건조해질 수 있다. 목욕 후 물기를 닦을 때는 부드럽게 눌러서 닦는다. 목욕 후 3분 이내에 바셀린이나 오일을 발라 수분이 없어지지 않도록 한다. 사우나는 오히려 피부를 건조하게 해서 가려움증이 더 심해질 수 있으므로 피하도록 한다.

음식이 아토피피부염을 일으키고 악화시킬 수 있는데, 대표적으로 계란 흰자, 우유, 밀가루, 땅콩이 원인으로 알려져 있다. 의심되는 음식이 있으면 검사를 통해 원인 항원을 밝힐 수 있으며, 검사에서 양성 반응이 나왔더라도 직접 먹었을 때 증상이 없다면 먹어도 된다. 특히 소아의 경우 너무 음식을 제한하면 정상적인 성장발육에 문제가 생길 수 있으므로 반드시 전문가와 상의해야 한다.

(2) 주의사항

합병증으로 눈의 이상과 감염증이 있다. 눈 이상에는 눈 주위 피부염, 아토피성 각결막염, 춘계 결막염, 아토피성 백내장이 있다. 피부 감염에 상대적으로 취약하여 바이러스 감염, 표재성 진균증, 세균 감염이 발생한다. 아토피피부염이 갑자기 악화되어 진물이 나고 딱지가 앉는 경우에 2차적인 세균 감염을 의심해야 한다. 바이러스에 의해 전신에 수포와 딱지가 생기는 포진성 습진에 걸리는 경우도 있으며, 영아기 아토피피부염 환자는 특히 물사마귀에 잘 감염되는 경향이 있다.

2

동전습진

1) 질병 특징

동전습진(nummular eczema)은 모양이 동전처럼 동그랗게 생겨 붙여진 이름이
며 "동전모양습진", "화폐모양습진"으로도 불린다. 습진은 매우 다양한 원인
으로 발병하고 일종의 피부 알레르기 반응성 질병이다. 특히 동전습진은 여
러 습진 중 하나이며 일종의 특수형 습진이다. 발생 원인은 피부 알레르기 유
발 물질의 노출 경험, 약물, 스트레스, 음주로 알려져 있다.

2) 증상

피부 손상은 한 개가 고정되어 있거나 몇 개가 산재해 있는 둥근 발적을 나
타내고 그 위에 밀집한 구포진, 수포 및 딱지가 있다. 전신 어느 곳에도 발생

하지만 주로 발생하는 부위는 다리, 손등, 팔다리의 펴지는 부분이며, 여성에서는 다리보다 팔에 더 많이 발생한다. 처음 발생할 경우 동전 크기이고 점차 손바닥 크기로 확대되며 가장자리의 경계가 분명하다. 급성기에는 부종, 삼출, 미란이 현저하고 종종 심한 가려움을 동반하며, 만성기에는 비후성 인설, 발적을 나타내고 그 주변에 구포진이나 딱지가 산재한다. 중년 이상의 성인에서 주로 발생한다.

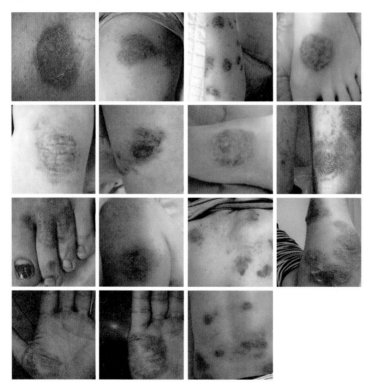

3) 치료 방법 및 결과

한약 복용, 외용 한약을 사용한다. 보조적으로 침, 약침을 적용할 수 있다. 음식 조절, 피부 위생 등의 올바른 생활습관의 유지가 중요하다. 치료율은 72.6 ~97.4%이고 치료 기간은 최소 2주 이상이다. 부작용은 300명 치료 중 일부 환자에서 약한 위장 장애, 설사가 있었고 피부 증상의 악화, 가려움이 발생했다.

4) 치료 사례

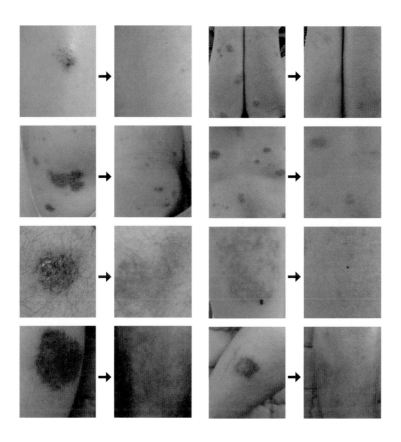

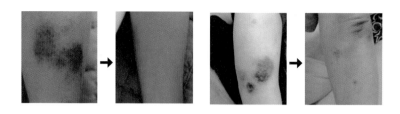

5) 주의사항

평소 건강관리와 피부 위생관리를 하고 자극 및 알레르기 유발 물질에 대한 노출이나 접촉을 피한다. 옷은 여유 있고 통풍이 잘되는 얇은 옷을 입으며, 특히 속옷은 재질이 좋은 면을 사용한 것을 입는다. 피부를 긁거나 환부의 딱지나 비늘을 떼지 않고 가능한 그대로 둔다. 치료법의 선택은 신중하게 하고 선택 후에는 꾸준하게 치료한다. 습진의 상태에 따라 치료법과 처방이 다를 수 있어 이에 대한 이해가 필요하다. 환자의 치료 의지, 가족의 지지가 매우 중요하다.

3

영유아습진

1) 질병 특징

영유아습진은 "아동습진"이라고도 하며 1~2세 영아기에 발생하는 과민성 피부병이다. 영유아습진은 아토피피부염과는 증상 및 발생 부위가 다른 특이성으로 인해 별도의 병으로 분류한다. 두피, 얼굴에 자주 발생하고 심해지면 몸통과 사지로 확산된다. 흔히 가족력이 있거나 우유 수유를 하는 영아에서 주로 나타난다. 대부분 몸의 허약, 위장 기능의 약화, 음식, 옷 마찰, 평소 세수나 목욕에 사용하는 비누 자극으로 발생한다.

2) 증상

급성 습진은 볼과 이마에 빨간 구진(丘疹)으로 시작하여 눈물이나 유즙(乳汁)

의 자극을 받아 더욱 악화된다. 몸통으로 퍼지면 치료하기가 어렵다. 성장하면서 소아건조습진으로 옮겨간다. 특히 아토피피부염의 초기 증상이 나타나는 경우가 적지 않다. 유아지루습진(脂漏性濕疹)은 생후 1~3개월 사이에 발병하는 경우가 많으며, 앞머리 및 눈썹 부분에 황백색의 작은 딱지가 생기면서 시작된다. 피부에 발적이 일어나지 않는 것은 신생아 유성지루(油性脂漏)라고 한다. 이것이 더 진행하여 악화되면 발적, 구진이 생기고 딱지도 두껍고 딱딱해지며 볼과 그 밖의 부위에도 빨갛고 작은 구진이 나타나 가려워진다. 일부는 몸통이나 사타구니까지 번진다. 치료 중 소화기 장애가 일어나거나 잘못된 치료가 반복되면 습진이 전신으로 번지는 경우도 있다.

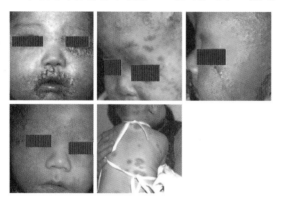

3) 치료 방법 및 결과

한약 복용, 외용 한약으로 치료한다. 습진에 해롭거나 악화시킬 수 있는 음식, 뜨거운 물 사용, 피부 긁는 것을 피한다. 한약 달인 물로 목욕 치료를 할 수 있다. 특히 생식기 및 항문습진은 다르게 치료해야 한다. 필요시 피부과 치료를 같이 할 수 있다. 치료율은 94.5~100.0%이고 치료 기간은 7~40일이다. 180명 치료 후 5개월 동안 재발은 없었다. 부작용은 피부 자극 증상이 있었고 치료 중 일부 환자의 증상이 악화되거나 피부 감염 등이 나타났다.

4) 치료 사례

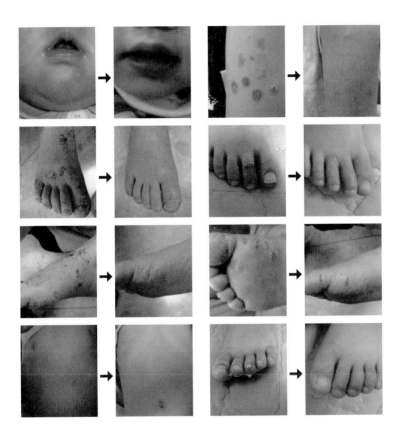

5) 주의사항

빠른 효과와 안전성이 인정된 처방 사용이 중요하다. 피부 위생 및 보호, 올바른 옷 입히기, 심리적 안정성 등의 종합적 조치가 필요하다. 또한 습진 치료뿐 아니라 음식 섭취나 소화, 정상적인 성장 발육을 고려한 치료가 중요하다. 질병에 맞는 가족의 올바른 보호가 필요하다.

4

손습진(주부습진)

1) 질병 특징

손습진은 "주부습진"이라고도 하며 집안일을 하는 결혼 전 여성 또는 결혼 후 주부의 손바닥, 손가락 부위에 발생하는 병이다. 물 또는 세제가 손가락, 손바닥과 접촉하면서 발생하며, 이외에도 고무장갑 사용으로 예민한 피부를 계속 접촉, 압박, 자극해서 발생되거나 악화된다. 발생 후 장기간 호전과 악화가 반복되며 손가락, 손바닥이 건조하고 거칠어지며 각화하거나 착색되어 큰 스트레스 요인이 된다. 신체 외부 요인으로 손가락, 손바닥이 화학물질, 고무장갑, 세제 같은 피부 알레르기를 일으키는 요인에 장기간 노출되면서 발생한다. 신체 내부 요인으로는 아토피피부염 발생 소인, 스트레스, 세포면역 기능 이상, 내분비장애, 미량원소 부족 등이 있다.

2) 증상

손에 붉은 반점, 비늘을 동반하며 보통 건조하고 갈라진 틈새가 관찰된다. 이는 손가락이 손바닥보다 심한 경우가 많다. 경우에 따라서는 부어오르거나 자잘한 물집, 진물이 동반되기도 하고 손등으로도 확산된다. 가려움증이 있을 수 있고 틈새가 심한 경우에는 매우 따가운 증상을 호소한다. 양손에 같이 오는 경우가 많으나 경우에 따라서는 한쪽 손이 더 심하다. 결혼 후 아이를 낳은 뒤 잘 발생하고 음식점 주방이나 생선가게 종사자에서도 생긴다. 주로 동전 모양, 과도한 각화증, 피부 및 각질층의 파괴, 반복재발성 수포 형태로 나타난다.

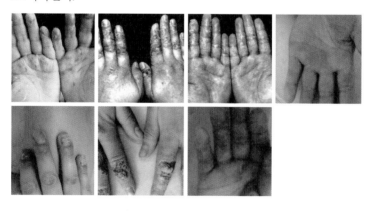

3) 치료 방법 및 결과

한약 복용과 외용 한약(씻거나 담그거나 바름)으로 치료하고 필요시 습진 부위에 약침을 사용한다. 월경, 임신 여부, 다른 질환이나 건강 상태의 확인이 필요하다. 치료율은 80.0~92.0%이고 치료 기간은 최소 2~4주이다. 138명 완치 후 3개월 뒤 확인한 결과 2명이 재발하였다. 약물로 인한 부작용은 없었다. 약침 치료 시에 경도의 통증, 위축이 발생하였다.

4) 치료사례

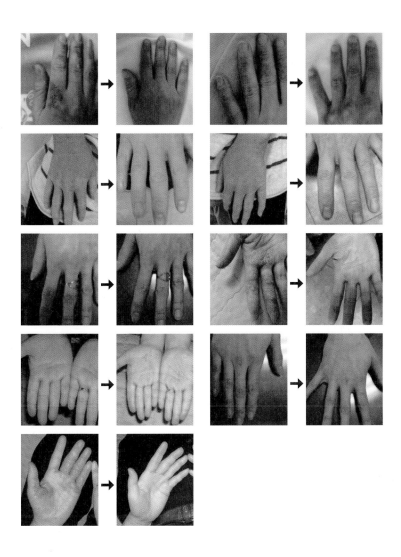

5) 주의사항

손습진은 알레르기 피부반응시험에서 환자의 86.82%가 양성으로 나타날 정
도로 알레르겐(알레르기 유발 물질)의 영향력이 크다. 따라서 치료 시 먼저 알레
르기 반응 검사 결과를 참고해야 한다. 이외에도 손습진의 발생 원인은 매우
다양하고 복잡하기 때문에 환자의 증상, 습진의 악화 또는 호전 요인, 건강 상
태를 종합적으로 고려해야 한다. 고무장갑, 세제 사용 시 직접 접촉을 피한다.

5

전신습진

1) 질병 특징

전신습진은 "범발성 습진"이라고도 하며 국소습진과 달리 발생 부위가 광범위하고 넓다. 환자에 따라 얼굴, 머릿속과 사지에 넓게, 몸통에는 적게 발생하거나, 몸통과 사지에 넓게, 얼굴과 머릿속에는 비교적 좁게 발생하는 경향이 있다. 진행 단계에 따라 급성, 아급성, 만성 습진으로 구분한다.

2) 증상

가려움, 발적, 비늘, 진물, 부종, 각화증, 태선화, 색소침착이 전신에 걸쳐 발생한다. 습진의 증상은 습진의 발생 기간, 치료 방법, 건강 상태, 체질, 피부 상태 등의 요인에 따라 차이가 있다.

환자 1

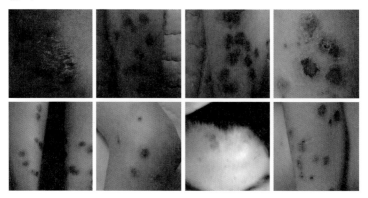

환자 2

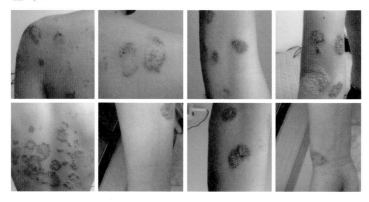

환자 3

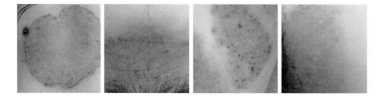

환자 4

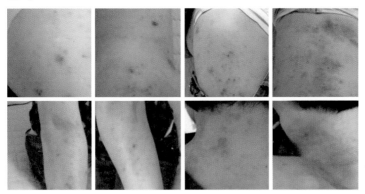

환자 5

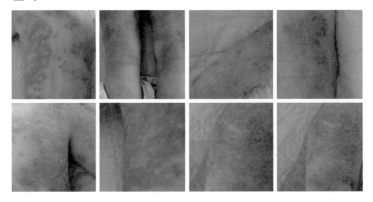

3) 치료 방법 및 결과

한약 복용을 위주로 치료한다. 환자에 따라 치료 효과의 차이가 크며, 비교적 장기간 치료를 해야 한다. 보통은 스테로이드 호르몬제를 사용하지 않지만 전신습진 중 급성기, 아급성기에 사용할 수 있다. 치료율은 75.0~86.1%이고 치료 기간은 최소 1~5개월이다. 부작용은 70명 중 경도의 위장 장애(복통, 설사 등)가 있었으며, 5명에서 백혈구 수치가 정상 범위 이하하였으나 한약 복용 중단 후 회복되었다. 6개월이 지난 후 3명이 재발하였다.

4) 치료 사례

환자 1

■ 치료 전

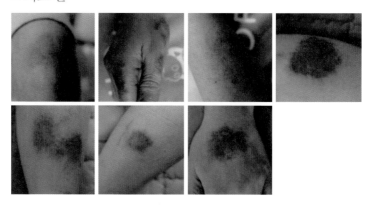

■ 치료 후

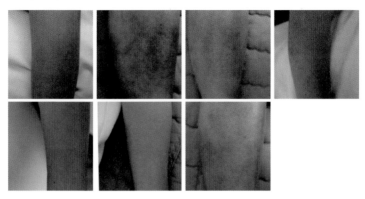

환자 2

■ 치료 전

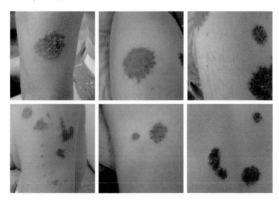

■ 치료 후

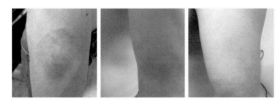

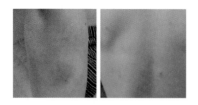

환자 3

■ 치료 전

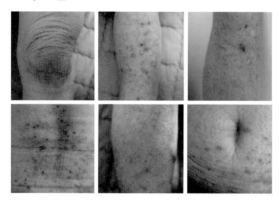

■ 치료 후

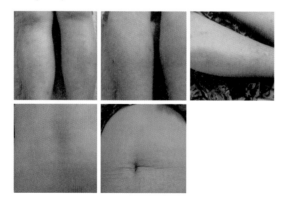

5) 주의사항

전신습진은 국소습진이 치료되지 않고 악화 또는 확산이 일어나 몸의 여러 곳이나 전신에 넓게 퍼진 것이다. 따라서 전신습진은 습진 자체로 인한 고통뿐 아니라 정신·정서적 문제, 외모에 대한 불안, 의료에 대한 불신 및 불만의 문제가 발생한다. 이외에도 치료를 위해 서양의학, 한의약, 민간요법의 다양한 방법을 사용하면서 습진 양상의 변화, 몸이 쇠약해지고 급성기에서 아급성기, 최종적으로 만성기 습진으로 변하게 된다. 습진 증상뿐 아니라 환자의 육체적, 정신·정서적 문제까지 치료를 해야 한다.

전신습진은 만성 재발성으로 재발 없는 치료법의 적용이 중요하다. 기존의 치료법은 청열(淸熱), 이습화습(利濕化濕), 해독(解毒), 건비법(健脾法)이 있으며 새로운 치료법은 표리쌍해(表裏雙解), 발한(發汗), 온양법(溫陽法)이 있다.

6

국소습진

1) 질병 특징

국소습진은 몸의 일정 부위에만 집중되어 발생하는 습진을 말한다. 주로 발생하는 곳은 얼굴, 유방 및 유두, 생식기 및 사타구니, 팔(남자의 손가락 및 손바닥 포함), 다리(발가락 및 발바닥 포함), 항문 및 주위, 입술 및 주위, 귀(외이), 두피(머릿속)이다. 가려움, 진물로 괴롭고 힘들지만 특히 얼굴 노출 부위나 유방 및 젖꼭지(여성 가슴)의 특정 부위에 발생한 습진 환자는 정신적 고통과 스트레스가 더 크다. 상당한 재발률, 약물 부작용, 치료 방법의 한계로 환자들은 치료에 대한 의심과 이로 인한 실망, 만성 스트레스를 겪고 있다. 발생 부위별로 전문적이고 차별화된 치료와 관리가 필요하다.

2) 증상

발적, 진물, 부종, 가려움, 피부 건조, 각질화, 태선화 및 색소침착이 있다. 그러나 발생 부위별로 증상에 차이가 있을 수 있다. 예를 들어 손·발바닥은 각질화나 태선화가 좀 더 심하고 겨드랑이, 생식기와 항문은 색소침착이 더 뚜렷하다.

● 얼굴

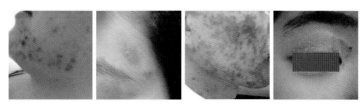

● 유방 및 유두

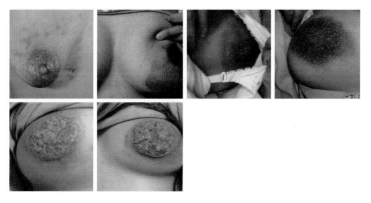

● 생식기 및 사타구니

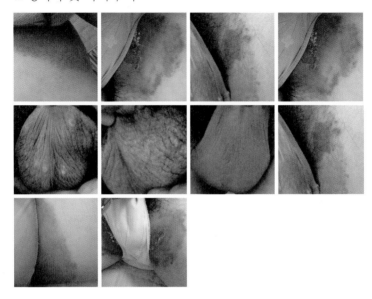

● 남자의 팔, 손가락 및 손바닥, 손톱(여성의 손습진 제외)

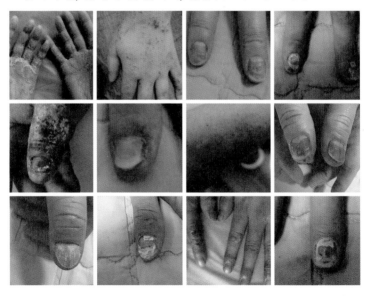

●다리, 발바닥 및 발가락, 발톱

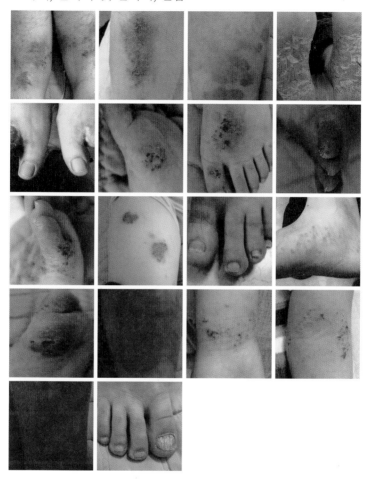

●항문 및 주위

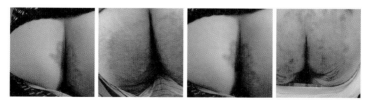

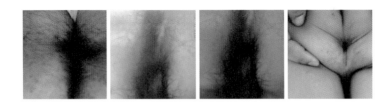

● 입술 및 주위

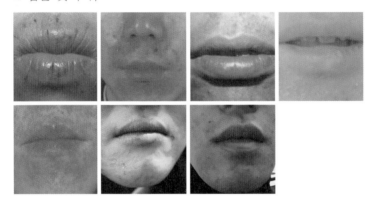

● 귀(외이)

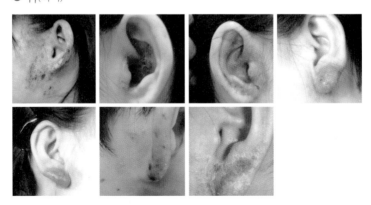

● 두피(머릿속)

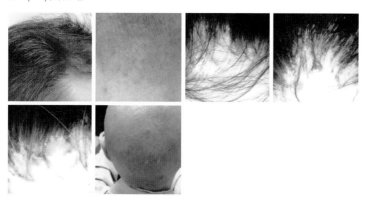

3) 치료 방법 및 결과

● 얼굴

한약을 복용하고 바르고 씻는 치료를 한다. 보조적으로 침 치료를
할 수 있다. 치료율은 89.7%이고 치료 기간은 최소 1~3주이다. 100명
의 환자에 대한 3개월 치료 후 재발은 없었다. 부작용은 약간의 색소침
착이 있었으나 1개월 후 없어졌다.

● 유방 및 유두

한약 복용과 외용 한약을 사용한다. 발생 부위의 청결 유지, 음식 조
절이 중요하다. 필요시 한방과 양방 동시 치료를 할 수 있다. 수유기에
발생한 경우는 치료 시 주의가 필요하다. 치료율은 86.8~97.8%이고 치

료 기간은 7일~3개월이다. 63명 치료에서 재발은 없었다. 부작용은 2명에서 약한 색소침착이 발생했다. 특히 장기간 낫지 않는 경우에 반드시 유방암 여부를 확인해야 한다.

● 생식기 및 사타구니

한약 복용과 외용 한약으로 치료한다. 올바른 생활습관, 통풍 유지, 위생의 철저가 중요하다. 필요시 훈증(연기, 증기) 치료를 할 수 있다. 환자에 따라 약침(곡골, 장강, 회음 穴) 치료를 할 수 있고 급성, 만성에 따라 치료법에 차이가 있다. 치료율은 75.5~96.3%이고 치료 기간은 최소 7일~3주이다. 45명은 1년 후 확인 결과 재발은 없었으며, 부작용은 1명에서 수면장애가 있었다. 약침 주사 시에 주사 부위 통증이 발생했다.

● 남자의 팔, 손바닥 및 손가락(여성의 손습진 제외)

한약 복용과 외용 한약을 사용한다. 위생관리가 중요하다. 치료율은 87.0~96.9%이고 치료 기간은 10일~4주이다. 50명 중 재발은 없었다. 특별한 부작용은 없었고 외용약 사용 부위에 약한 홍반이 있었으나 곧 사라졌다.

● 다리, 발바닥 및 발가락

한약 복용과 외용 한약을 사용한다. 통풍 유지와 철저한 위생이 중요하다. 치료율은 82.0~97.5%이고 치료 기간은 10일~1개월이다. 100명 중 재발과 부작용은 없었고 외용약 사용 부위에 약간의 붉은 반점이 있었으나 치료됐다.

● 항문 및 주위

한약 복용으로 치료한다. 급성기, 아급성기, 만성기에 따라 처방을 다르게 사용한다. 환자에 따라 훈증(연기, 증기) 치료를 할 수 있다. 금주, 자극성 음식 조절 등의 관리가 필요하다. 치료율은 92.2~98.5%이고 치료 기간은 5일~3개월이다. 68명 완치 후 6개월 뒤 확인한 결과 재발이 없었고 간독성 및 기타 부작용도 없었다.

● 귀(외이)

한약 복용과 외용 한약을 사용한다. 치료율은 93.4~96.7%이고 치료 기간은 최소 5일 이상이다. 재발은 없었고 120명 치료 후 4명에서 침 찌르는 느낌, 작열감이 있었다.

● 입술 및 주위

한약 복용과 외용 한약을 동시에 사용한다. 다른 습진에 비해 재발률이 높은 편으로 원인 치료가 중요하다. 치료율은 80.0~100.0%이고 치료 기간은 평균적으로 1~3개월이다. 환자 35명 중 치료 3개월 후 4명(11.4%)이 재발했다. 부작용은 일부 환자에서 약한 복통, 설사가 발생했다.

● 두피(머릿속)

한약 복용과 외용 한약으로 치료한다. 두피습진은 다른 부위에 비해 환자별, 처방별 치료율 및 치료 기간의 차이가 크다. 난치성으로 치료율이 낮고 치료 기간이 길다. 지루피부염과 반드시 구별해야 한다. 치료율

은 70.0~85.0%이고 치료 기간은 최소 15~30일 이상이다. 25명 치료
에서 재발과 부작용은 없었다.

4) 치료 사례

● 얼굴

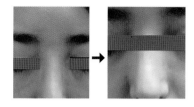

● 유두 및 유방

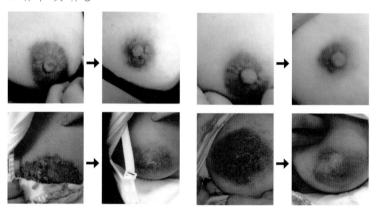

● 생식기 및 사타구니

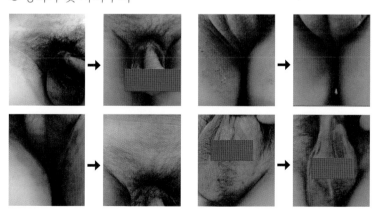

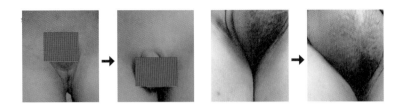

● 남자의 팔, 손가락 및 손바닥, 손발톱(여성의 손습진 제외)

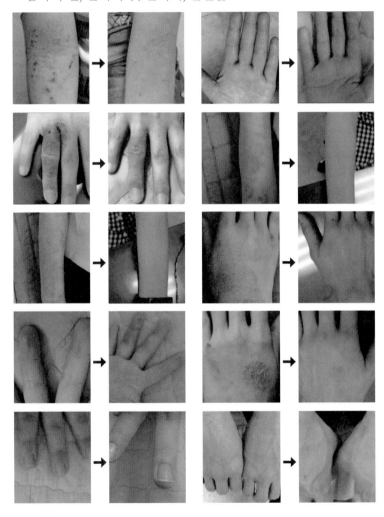

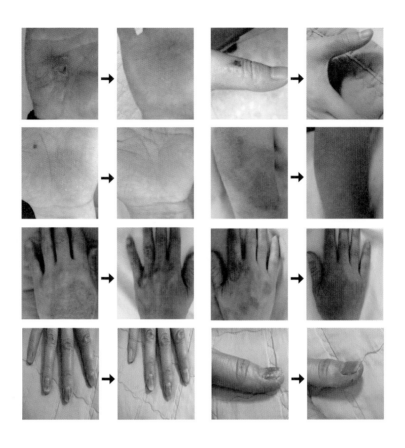

● 다리, 발가락 및 발바닥, 발톱

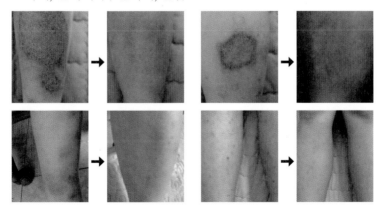

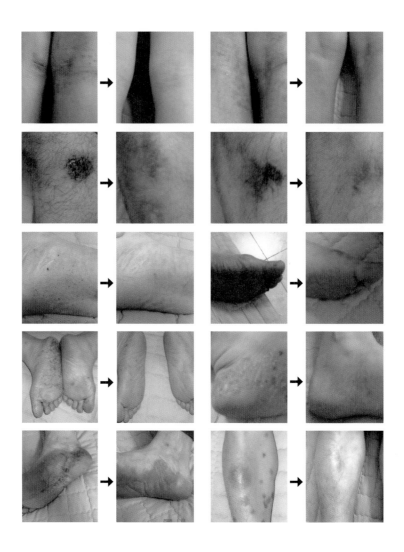

● 항문 및 주위

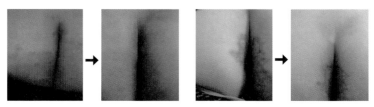

● 입술 및 주위

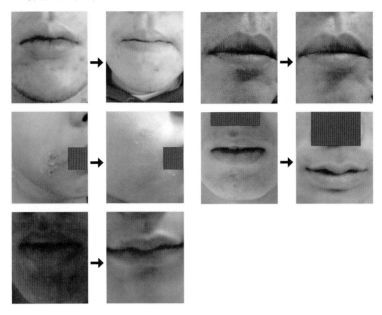

● 귀(외이)

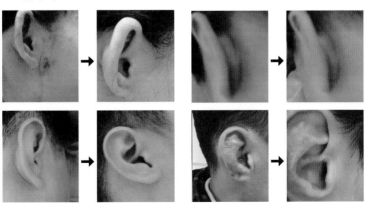

● 두피(머릿속)

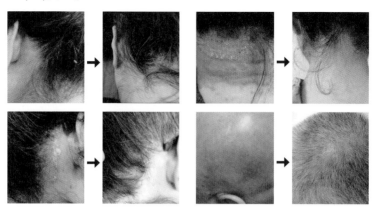

5) 주의사항

발생한 곳마다 습진의 다양한 특성이 있어 정확한 진단과 치료 원칙을 지켜야
한다. 특히 얼굴, 팔과 손등, 다리와 발등은 노출 부위로 빠른 치료와 습진으로
인한 피부 비후나 색소침착 문제를 해결하는 것이 중요하다. 또한 치료 방법을
구분하여 효과가 확실한 치료법과 처방을 사용한다. 특히 (한의학) 치료 과정
에서 매우 많은 종류의 음식 금기는 오히려 환자의 건강을 악화시키거나 치료
를 어렵게 할 수 있어 확실한 근거가 있는 음식을 대상으로 최소한으로 한다.
특히 습진으로 인한 가려움, 물집, 삼출물은 환자를 육체적, 정신적으로 크게
괴롭히는 증상으로 초기에 외용 한약을 적극 사용하여 우선적으로 치료한다.
치료 초기에 재감염 및 악화 방지가 중요한데 피부 위생관리를 꾸준히 한다.
필요시 피부과 치료를 같이 할 수 있다.

7

지루피부염

1) 질병 특징

지루피부염은 넓은 홍반, 대부분 건성이거나 기름기가 있는 노란 인설(비늘)이 특징이고 비교적 넓게 퍼져 있으며 느리게 확산된다. 두피, 이마, 눈썹과 눈꺼풀, 코, 입술, 귀, 겨드랑이, 가슴과 등, 사타구니의 피지선 활동이 활발한 부위에 주로 발생하는 염증성 피부질환이다. 특히 두피 내부나 이마에 많이 발생하여 미용 문제로 환자의 큰 스트레스 요인이다. 생후 3개월 이내(유아 지루피부염), 30~60대 사이(성인 지루피부염)에서 발생률이 높다.

2) 발생 부위별 증상

● 두피

가벼운 비듬 형태부터 활 모양, 꽃잎 형태의 적반, 딱지를 동반한 널판지 모양이 나타난다.

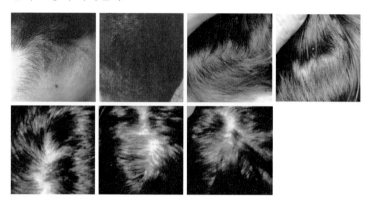

● 얼굴

볼, 코, 이마에 구진 발진으로 나타날 수 있고 쉽게 벗겨지는 비늘과 홍반이 눈썹에서 발견되며 그 밑 피부는 붉은색을 띤다.

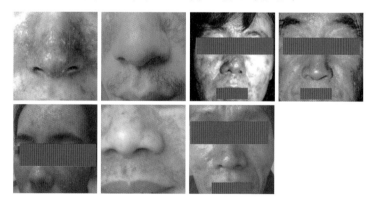

●귀

심한 가려움을 동반한 비늘이 외이도, 귀의 뒤, 귓불 아래에서 발생할 수 있는데, 외이습진과 감별이 필요하다.

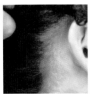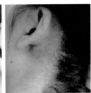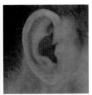

● 겨드랑이

발진이 양측성으로 발생하며 첨부에서 시작되어 주변으로 퍼지는데, 방취제에 의한 알레르기접촉피부염과 감별이 필요하다.

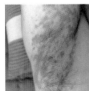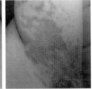

● 가슴과 등

가슴(흉골)과 등에 많이 발생한다.

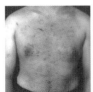

3) 진단

효모균인 Malassezia, 면역이상, 피지샘의 활성화, 환자의 감수성과 연관되어 있다. 일반적으로 검사는 필요하지 않고 특징적인 증상, 모양과 분포 양상으로 진단한다. "건선"과의 구별이 반드시 필요하다. 건선은 홍반과 두꺼운 인설이 있고, 인설을 제거할 경우 출혈점이 생기고, 머리 앞부분과 두피 가장자리에 잘 생기고, 탈모와 통증, 가려움이 없고, 손발톱의 변화 같은 다른 곳의 특이 증상이 있다. 특히 두피, 이마, 얼굴 건선은 지루피부염과 증상이 같아 혼동할 수 있다.

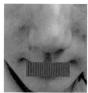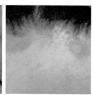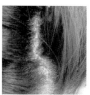

얼굴, 이마, 두피에 생긴 건선

4) 치료 방법 및 결과

중요 치료법은 한약 복용이다. 필요시 침 치료, 한약 목욕 요법을 사용한다. 자신에 맞는 방법으로 꾸준한 치료가 중요하다. 치료율은 74~97%이고 치료 기간은 최소 4~8주 이상이다. 6개월 후 확인한 결과 재발은 없었으며 머리카락의 경미한 건조함, 피부 자극, 피부 과민이 있었다.

5)치료사례

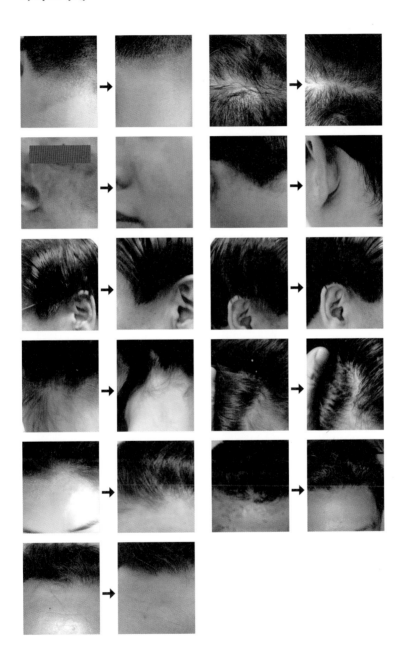

6) 주의사항

과로, 스트레스, 흡연 및 음주로 인해 재발하거나 악화될 수 있어 주의해야 한다. 모발 및 피부의 청결을 유지하여 증상의 악화를 방지하는 것이 중요하다. 모발에 사용하는 왁스, 스프레이, 젤 제품은 두피에 과도한 자극을 줄 수 있으므로 사용하지 않는다. 얼굴에는 유분이 많은 화장품, 연고 사용을 피하고 알코올 성분의 면도용 로션의 사용도 피한다. 비누 사용도 삼가도록 한다. 운동 후 나는 땀은 두피 및 피부를 자극하므로 빨리 씻어낸다. 지방질이 적은 식사를 권장한다. 또한 커피, 콜라, 카페인이 많은 음료도 악화의 원인이 되므로 삼가고 과일과 야채를 충분히 섭취한다. 모든 지루피부염 환자에서 피지의 생산량이 증가되지 않는다. 따라서 피지 생산량의 증가가 지루피부염의 발생에 필수 요인은 아니다. 호전과 악화를 반복하고 전신으로 퍼지거나 한두 곳에 또는 한정되어 발생할 수 있다. 특히 지루피부염은 "건선"과 매우 비슷해서 정확히 구별하여 치료하는 것이 중요하다.

8

접촉피부염

1) 질병 특징

접촉피부염은 외부의 여러 물질이나 알레르기 유발 물질이 피부와 접촉하거나 피부를 자극해서 피부나 점막 접촉 부위에 발생하는 염증반응을 말한다. 발병 이전에 다양한 특정 물질에 대한 접촉 경험이 있다. 대부분은 홍반(붉은 반점), 물집(수포), 큰 물집, 삼출물(진물), 피부 비후, 태선양 병변 증상이 나타난다. 알레르기 유발 물질에 장기간 반복적으로 접촉되면 접촉피부염이 만성화한다.

2) 분류

접촉피부염은 자극접촉피부염과 알레르기접촉피부염으로 나눈다. 자극접촉피부염은 원발성 자극피부염이라고도 하며 일정한 농도 이상의 자극에 노출되면 거의 모든 사람에서 피부염이 발생한다. 반면에 알레르기접촉피부염은 정상인에서는 일어나지 않고 알레르기를 일으키는 원인 물질인 알레르겐이나 항원에 감작된 사람에서 발생한다.

자극접촉피부염을 일으키는 원인 물질은 강산, 강알칼리, 장기간 접촉하는 물이나 세제, 기저귀, 절삭유, 유리섬유, tar, pitch가 있다. 알레르기접촉피부염은 원인 물질이 매우 다양한데 옻나무, 은행나무, 향료, 합성수지, 농약, 화장품, 고무, 염색약, 방부제, 니켈, 크롬이 있다.

3) 증상

● 자극접촉피부염

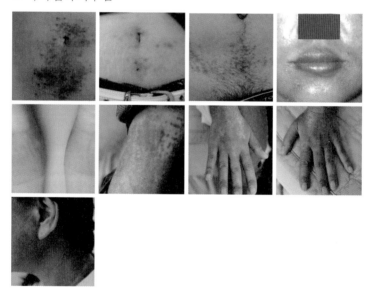

● 알레르기접촉피부염

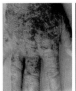 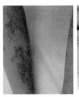 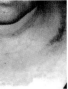 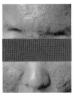

| 직업 습진 | 금속 피부염 | 옻 피부염 | 목걸이 피부염 | 화장품 피부염 |

4) 진단

주로 발병 전에 접촉한 물질과 임상 증상으로 진단한다. 자극이 될 만한 물질에 접촉한 적이 있는지, 발생 부위가 자극 물질을 자주 접촉한 부위와 일치하는지 확인한다. 가려움과 타는 듯한 느낌이 있고, 심한 경우에는 통증 및 발열 증상이 나타난다. 습진의 형태는 접촉 물질의 성질에 따라 차이가 있다. 가령 화학약품 같은 자극물은 붉게 붓고 수포 또는 농포가 형성되며 짓무르거나 심지어 괴사할 수 있고, 그 외 물질은 경계가 뚜렷한 홍반, 구진, 수포 위주로 나타난다.

5) 치료 방법 및 결과

한약 복용으로 치료한다. 피부염 발생 또는 악화 물질이나 물건의 사용이나 접촉을 피한다. 속옷의 재질은 면이 좋고 브래지어는 가능한 느슨하게 하거나 집에서는 착용하지 않는다. 허리띠도 느슨하게 하거나 금속이 직접 피부에 닿지 않도록 주의한다. 목욕, 샤워 시에 때수건으로 오랫동안 문지르지 않고 간단히 씻는다. 치료율은 83.3~97.7%이고 치료 기간은 5일~2주 이상이다.

33명 중 1명이 재발하였고 부작용은 없었다.

6) 치료 사례

● 자극접촉피부염

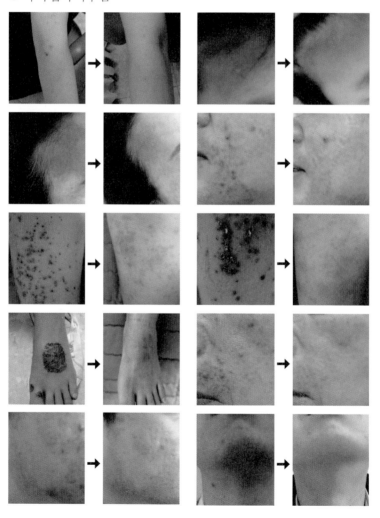

● 알레르기접촉피부염

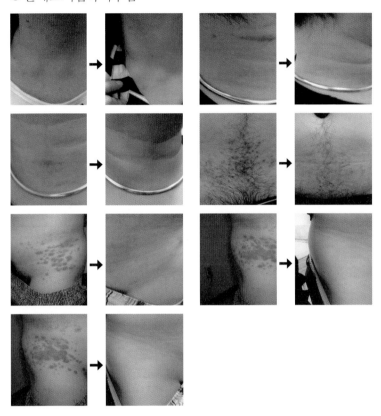

7) 주의사항

접촉피부염을 발생시키는 물질의 접촉이나 사용을 피하는 것이 우선이다. 각
종 세척제를 사용할 때 방어 장갑을 착용한다. 화장품의 경우에 품질 합격이
된 제품을 선택하고 순서에 따라 엄격하게 사용한다. 모발 염색을 할 경우에
는 반드시 귀 뒤 피부에 먼저 알레르기 실험을 하여 48~72시간 관찰한 후 과

민반응이 발생하지 않으면 염색을 한다. 접촉피부염을 발생시키는 물질에 노출된 경우 즉시 비누와 찬물로 씻어 물질을 제거하도록 한다. 피부를 과도하게 긁거나 뜨거운 물로 씻는 생활습관은 접촉피부염을 악화시킬 수 있다. 일상생활에서 자극성이 적은 청결용품을 사용하여 얼굴과 손을 씻고 샤워하며, 로션으로 피부 건조를 방지한다.

9

건조피부염

1) 질병 특징

습진은 진물이 나는(또는 삼출성) 습성피부염과 진물이 없는 건조피부염으로
구분한다. 상당수는 습성이며, 건조피부염은 소수로 습진 발생이 오래되었거
나 여러 치료로 습진의 양상이 변하여 나타난다. 특히 체형이 마르고 허약한
노인에서 많다. 정강이, 옆구리, 손등, 팔의 퍼지는 부위에 미세한 비늘과 홍반
으로 시작되어 건조한 증상이 있고 심하면 피부에 균열이 생긴다. 가을, 겨울
이나 습도가 낮은 건조한 환절기에 발생하거나 악화된다.

2) 증상

팔다리, 특히 정강이 부위에서 미세한 각질로 시작되고 가려움증이 동반되며, 병이 더 진행되면 피부 표면에 균열이 발생한다. 악화되면 동전습진과 유사한 병변이 발생할 수 있다.

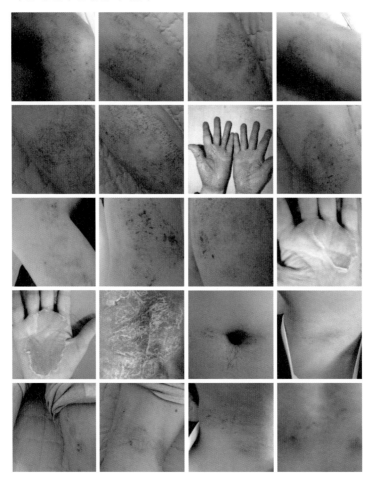

3) 치료 방법 및 결과

한약 복용, 외용 한약, 침(火鍼)으로 치료한다. 이외에도 음식이나 생활습관 조절이 필요하다. 치료율은 97.5%이고 치료 기간은 최소 7~14일이다. 80명의 치료에서 3개월 후 확인한 결과 재발은 없었다. 일부에서 변비, 설사가 발생했다.

4) 치료 사례

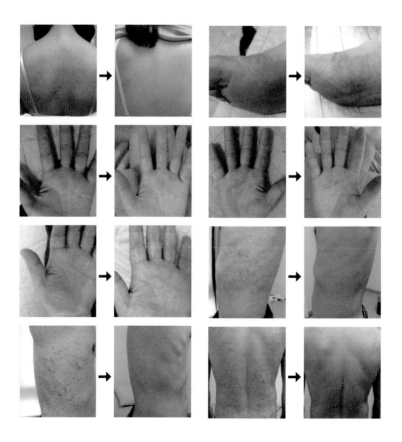

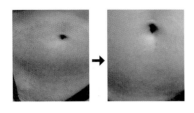

5) 주의사항

건조피부염은 계절의 변화에 따라 차이가 있다. 특히 건조한 가을, 겨울에 심해지기 때문에, 이러한 계절에는 치료나 피부 관리(보습 유지)에 더욱 신경 써야 한다. 평소 충분한 수분 섭취(물, 즙이 많은 과일), 로션의 사용이 필요하다. 또한 커피, 식물성 차(티)는 몸을 건조하게 하는 음료이므로 삼가야 한다. 생활하는 곳(집안, 직장)을 너무 건조하게 하거나 차게 유지하는 것은 좋지 않다. 주로 만성기 습진에서 나타나고 대부분 땀이 적거나 없다. 장기간의 습진으로 몸이 약해지거나 약물 사용으로 몸의 생리적 기능이 변해 있다. 평소 충분한 땀이 날 정도의 운동은 필수이고 몸의 건강 상태를 고려하여 땀나는 약물이나 처방을 사용해야 한다. 옷을 두껍게 입고 따뜻한 물로 목욕하며 두터운 이불을 덮고 거주 공간을 따뜻하게 하면 좋다.

10

자가면역 프로게스테론 피부염

1) 질병 특징

자가면역 프로게스테론 피부염은 "월경진(月經疹)"이라고도 하는데 여성의 월경주기에 따라 발생하는 황체호르몬(progesterone hormone)의 과다 분비로 발생한다. 희소질병으로 인체 자체의 황체호르몬이나 이것의 대사산물 또는 인공황체호르몬 약물 복용으로 발생하는 일종의 인체 내 과민반응성 질병이다.

2) 증상

월경주기에 따라 두드러기성 피부 염증, 구진 및 포진, 습진 모양의 피부 염증이나 여러 형태의 적반이 나타나고 월경 후에는 점차 사라진다. 자가면역 프로게스테론 피부염은 월경 전 또는 중에 생리주기에 따라 발생하는 피부염으로 미혼 여성의 3%에서 발병한다.

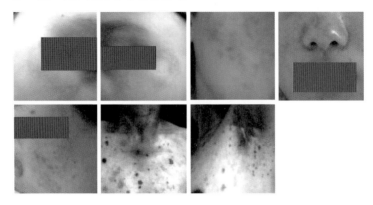

3) 치료 방법 및 결과

한약 복용이 우선이다. 침 치료를 병행한다. 동시에 심리치료도 중요하다. 치료율은 65.63~87.50%이고 치료 기간은 21일~6주이다. 32명 중 2개월 후 2명이 재발하였고 5명에서 치료 기간 중 소량의 자궁출혈이 있었으나 이 중 3명은 곧 스스로 치료되었다. 이외에도 2명에서 유방창통의 경미한 증상이 있었다. 서양의학에서는 배란 억제 약물로 황체호르몬 수치를 낮추거나 난소 절제수술을 한다.

4) 치료 원칙

피부염이 월경 전 또는 중에 발생하는지 확인하고 육체적, 정신적 상태를 반영하여 맞춤치료를 한다. 자가면역 프로게스테론 피부염은 단순한 피부염이 아니며, 자가면역질환(autoimmune disease)으로 원인과 발병기전이 다른 습진에 비해 전신성으로 복잡하다. 월경은 폐경기까지 주기적으로 반복되는 것으로 단순한 증상 호전이나 완화 치료는 재발을 의미한다. 재발 없는 치료를 하는 것이 매우 중요하다. 자가면역 프로게스테론 피부염은 여성호르몬 분비와 밀접하게 관련된 질병으로 전신 건강, 생식기 기능과 연관되어 임신과 출산에 영향을 준다. 따라서 이 질환 자체뿐 아니라 전신과 생식기 질병을 동시에 치료해야 한다.

5) 치료 사례

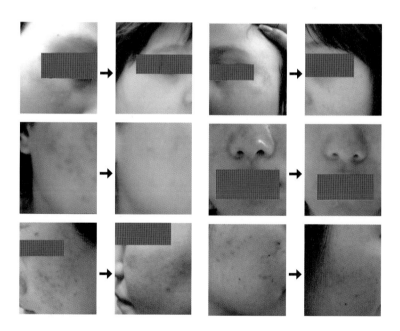

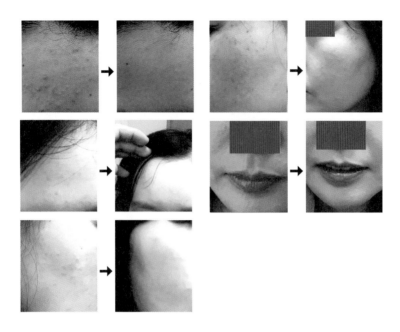

6) 주의사항

재발률이 비교적 높아 재발이 없는 근본적인 치료가 중요하다. 만성 두드러기, 습진, 다발성 홍반으로 오진할 수 있으니 주의가 필요하며, 항히스타민제, 비타민 C의 복용은 올바르지 않다. 환자는 항상 우울, 긴장이 있고 병이 치료 또는 개선이 안 된다는 심리적 부담과 의료에 대한 불신을 가지고 있다. 환자 자신에 대한 신뢰와 용기가 필요하고, 주변인의 지지와 세심한 관심이 중요하다.

11

울체피부염

1) 질병 특징

울체피부염(stasis dermatitis)은 "어혈피부염", "어적성(瘀積性) 피부염", "정맥류 습진(靜脈曲張性濕疹)"으로도 불리는데 하지정맥고혈압에 의해 2차적으로 발생한다. 급격히 또는 점진적으로 발생하고 하지에 급격한 부종과 홍반, 열감이 있으며 습진으로 변한다. 점진적으로 발생하는 경우는 정맥고혈압의 특징적인 증상을 나타낸다. 울체피부염은 급성, 아급성, 만성으로 진행되며, 적혈구가 혈관 밖으로 나오고 혈철소(hemosiderin)가 침착되어 지방 괴사가 진행되며 2차로 피하지방층의 경화가 초래된다. 이러한 변화는 지방경변증이라고 불리며 피부가 나무껍질 같아진다.

2) 증상

하지에 급격한 부종, 홍반과 함께 열감이 나타나고, 주로 하지의 내외측면과 복사뼈의 후부 및 상부에서 발생한다. 점차 다리 전체로 퍼져나가 다리 위쪽으로 이동한다.

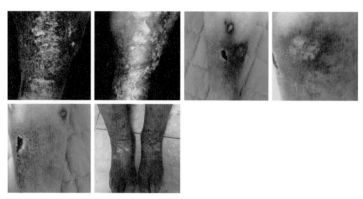

3) 치료 방법 및 결과

한의학에서는 어혈(혈관 밖으로 나온 죽은 피)로 진단하며, 다양한 한약 처방을 사용한다. 전신의 혈액순환을 개선하여 울체피부염 이외에도 몸의 다른 질병 치료, 건강 증진, 질병 예방 효과를 얻을 수 있다. 한약 복용, 외용 한약, 아울러 음식 조절, 운동, 피부 보호 및 위생관리를 하면 빠른 효과를 얻는다. 치료율은 85.0~94.1%이고 치료 기간은 최소 2~4주 이상이다. 40명 중 치료 2개월 이내에 5명이 재발하였고, 특별한 부작용은 없었으나 경미한 설사가 있었다.

4) 치료 사례

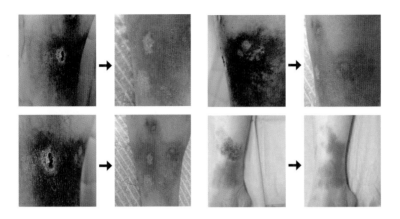

5) 주의사항

올체피부염의 발생, 악화와 관련된 다른 질병이 있을 수 있다. 치료 전에 반드시 확인이 필요하고 치료 과정에서 이와 관련된 질병의 치료와 관리를 동시에 하는 것이 중요하다. 서양의학에서는 수술 및 환부 절단을 하기도 하는데 한의학 치료를 우선적으로 하는 것이 좋다. 이 병의 위급성을 고려하여 효과가 빠르고 후유증이 적은 치료와 관리를 해야 한다.

12

박탈피부염

1) 질병 특징

박탈피부염은 "탈락피부염", "홍색피부증", "벗음피부염"으로도 불리며 전신의 거의 모든 피부가 붉어지고 각질과 박탈을 특징으로 하는 염증질환이다. 상당수의 환자는 약물 복용으로 발병한다. 이 병은 대부분 몸의 선행 질환으로 인해 나타나고 40세 이상의 남자에서 흔히 발생한다. 전신의 피부가 홍반으로 변하며 표면은 얇아 보이고 광택이 있으며, 이외에도 낙설, 가끔 탈모, 손발톱이 쉽게 부서지고 불규칙하게 성장하는 증상이 있다. 환자의 80%에서 손발바닥에 과다각화증이 발생한다. 이외에도 전신에 림프선병증이 나타난다.

2) 증상

박탈피부염은 여러 약물들로 인하여 피부 및 점막에 발생하는 전신성 피부염으로 홍조, 종창, 발열, 각질 탈락이 있는 심각한 약물피부염이다. 이것이 심해지면 기관지 폐렴, 간·신장 기능 이상, 피부 감염, 패혈증이 발생할 수 있다.

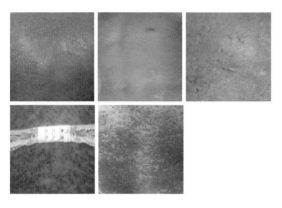

3) 치료 방법 및 결과

한약 복용 중심으로 치료하고 외용 한약을 보조적으로 사용한다. 동시에 음식 조절, 피부 보호, 심리 조절, 격리 소독이 필요하다. 서양의학 치료를 동시에 할 수 있다. 치료율은 80.0~93.3%이고 치료 기간은 1주~60일이다. 6명을 대상으로 치료 6개월 후 확인한 결과 재발과 부작용은 없었다.

4) 치료 사례

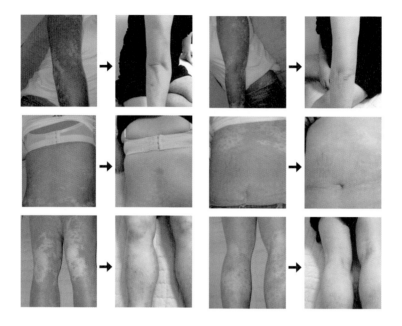

5) 주의사항

평소 피부 및 점막 관리, 환자별 정신·심리, 음식 조절이 중요하다. 필요시 감염 관리와 예방을 위해서 엄격한 격리가 필요할 수 있다. 치료 과정에서 약물 복용 여부와 복용한 약물의 종류 확인이 필요하다. 증상에 따라 포괄적이고 안전한 치료가 필요하며, 환자에 따라 입원 치료를 할 수 있다.

13

광피부염

1) 질병 특징

여름에 주로 발생하기 때문에 "여름피부염"이라고도 한다. 햇볕이나 자외선에 피부가 비정상적으로 반응하여 노출된 곳의 피부에 발진, 붉은 반점, 물집이 생기는 질병이다. 광피부염은 항상 햇볕에 노출된 후에 시작되고 특히 여름에 더욱 심해지는 경향이 있다. 야외에서 일하는 사람에게 발생하며 장기간 지속되면 피부가 가죽처럼 두꺼워지기도 하고 색소침착이 생긴다. 또한 통증, 부종이 있고 심한 경우에는 피부가 벗겨진다. 햇볕에 노출된 후 시간이 지난 뒤 당일 저녁이나 다음날에 증상이 나타난다.

2) 증상

여름철에 햇빛을 강하게 받으면 노출된 얼굴, 어깨, 상체에 수 시간 후 홍반, 부종과 수포가 나타난다. 또한 증상이 강하거나 광범위하게 발생하면 따끔따끔한 통증과 함께 발열 증상이 전신에 나타나기도 한다.

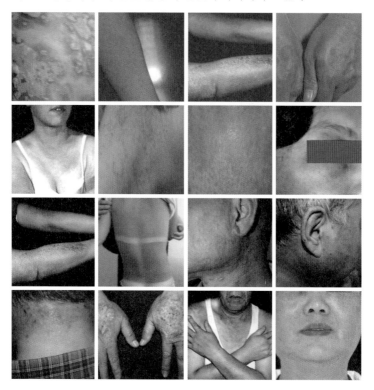

3) 치료 방법 및 결과

소염작용이 강한 외용 한약 치료가 우선이다. 한약 복용과 서양의학 치료를 동시에 할 수 있다. 치료율은 91.7~95.45%이고 치료 기간은 최소 10~14일 이다. 110명 치료에서 특별한 부작용은 없었으나 6명에서 약한 피부 작열감, 5명에서 피부 쓰림 증상이 있었다. 3명에서 구토가 있었다.

4) 치료 사례

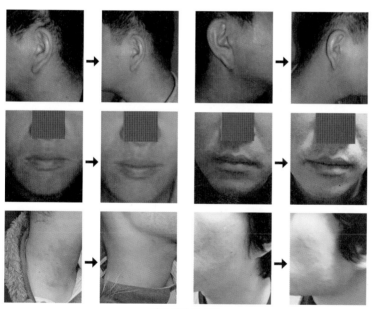

치료 전과 후 사진

5) 주의사항

자외선이 강한 오전 10시부터 오후 4시까지는 흐린 날에도 외출을 자제한다. 외출할 때는 최소한 15~30분 전에 자외선 차단제를 충분히 바르며, 면으로 된 긴 소매의 옷을 입고 챙이 넓은 모자나 양산을 이용하여 피부를 보호한다. 자외선 차단제는 자외선 차단지수(SPF)가 30 이상인 제품을 사용하는 것이 좋다. 또한 땀이나 물에 의해 희석될 수 있으므로 3시간 간격으로 덧발라 주는 것이 중요하다. 약물이나 화장품 성분이 원인인 경우는 평소에 그 원인을 정확히 알아두고 주의하도록 한다.

14

약물피부염

1) 질병 특징

약물피부염은 "약진(藥疹)", "약물과민성 피부염"이라고도 하며 복용 약물, 주사, 흡입제가 인체 내에서 대사되면서 부작용으로 피부나 점막에 발생하는 염증반응이다. 심한 경우는 전신성 장애를 일으킨다. 이외에도 염색약 같은 외용 약물로 발생할 수 있다. 약물 사용 후 일정 기간 잠복기가 있으나 돌발적으로 발병하기도 한다. 피부 증상은 고정 홍반을 제외하고 전신에 광범위하게 분포하며 좌우 대칭이고 항상 가려움과 작열감이 있다. 약물 사용을 중단하면 증상이 가벼워지거나 자연치유되기도 한다. 약물에 따라 증상이나 치료 효과, 예후가 다르다 .

2) 증상

증상의 유형은 다양하다. 주로 마진(麻疹) 모양, 성홍열 모양, 두드러기 모양, 다형홍반 모양, 습진 모양, 박피성 피부염, 농포표피이완형이 있다. 발열이 갑자기 발생하며 피부 손상이 대칭적이고 전신에 발생한다. 이외에도 가려움, 두통, 메스꺼움, 무기력증이 있다. 급성으로 발생하는 경우가 많고 약물을 중단한 후 증상이 경미한 사람은 1~3주 안에 자연치료된다.

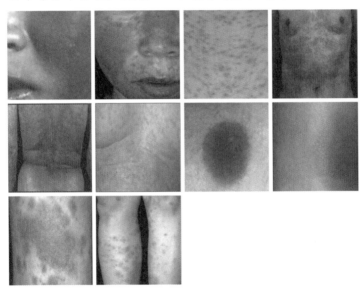

3) 진단 및 검사

환자의 약물 사용과 경력을 확인한다. 일정한 잠복기가 있어 일반적으로 처음 사용한 약에 의한 것은 그 잠복기가 5~20일이며, 반복된 약물피부염의 경우는 1~2일 또는 몇 시간 안에 발병한다.

4) 치료 방법 및 결과

독의 해독 효과와 배출 효과가 있는 한약 복용을 한다. 수시로 간·신장 기능을 측정한다. 환자의 상태에 따라 특히 증상이 심하지 않은 경우 복용을 중단하면 자연치유될 수 있다. 약물피부염으로 진단되면 복용 중인 모든 약물의 중단이 필요하다. 필요시 입원 치료를 할 수 있다. 109명 중 치료율은 92~100%이고 치료 기간은 5일~2개월이다. 1년 후 확인한 결과 재발과 부작용이 없었다.

5) 치료 사례

■ 치료 전

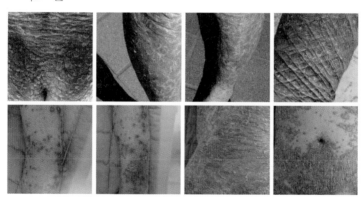

■ 치료 후

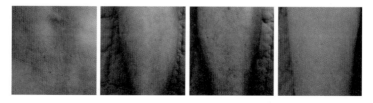

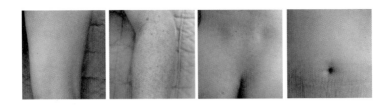

6) 주의사항

약물피부염은 약물의 인체 부작용 또는 민감성으로 인해 발생하는 피부염으로, 환자의 약물 대사의 문제로 발생한다. 반드시 동일 성분의 약이나 기타 약물의 복용을 주의해야 한다. 모든 약물 복용과 외용을 바로 중단해야 하고 증상의 호전을 확인하며 기다린다. 특히 최근에 사용한 약물의 종류를 확인한다. 치료 과정에서 입원과 간·신장 기능의 측정이 필요하다. 의사나 한의사에게 복용 약물에 대해 바로 알리고 치료에 적극 협조한다. 대부분의 개별 한약이나 처방은 부작용이나 독성이 없어 안전하지만 일부 한약은 약물 민감성이 발생할 수 있다. 한의사는 전문적인 독성학 지식을 갖추어 사건 발생 시 올바르고 적극적인 대처를 해야 한다. 최근 연구에 의하면 상당수의 한약이나 처방은 해독 효과와 배출 작용이 확인되어 약물피부염 치료에 사용되고 있다. 그러나 양약이나 한약은 독성이 나타날 수 있으니 질병 치료, 건강 증진 목적 외에는 복용하지 않는 것이 원칙이다. 반드시 남용과 과용은 피해야 한다.

15

신경피부염

1) 질병 특징

신경피부염은 '만성단순성태선(慢性單純性苔蘚)'이라고도 하며 신경장애로 인한 피부병이다. 발생 초기에는 특별한 원인 없이 피진(皮疹)이 발생하여 가려워 긁으면 좁쌀 크기부터 녹두 크기의 편평구진이 원형 또는 다각형 모양으로 전신에 나타난다. 낫지 않고 만성화하면 피진이 서로 모여 합해져서 커지며, 또한 피부가 비후되고 융기되어 전형적인 태선화 모양으로 변한다. 더 장기화되면 피부 비후나 태선화가 정상으로 회복되기 어렵기 때문에 초기에 빠른 완치가 매우 중요하다.

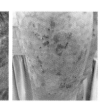

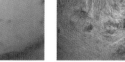

초기　　　　　　　　　만성화

2) 증상

대부분 전신형으로 큰 홍반, 홍진(紅疹), 선홍색 얼굴이 특징이며, 긁으면 누런 점액이 나오며 피부에 인설이나 각질이 생기고 얼굴까지 번진다. 낫지 않고 지속되면 딱딱하고 두꺼운 크고 작은 구진이 나타나고 피부 비후와 태선화가 심해지면서 점차 전신으로 확산된다. 특히 야간에 가려움이 극렬해서 정상적으로 잠자는 것이 어렵다. 환자에 따라 증상의 정도, 형태가 다양하고 여러 질병을 일으킬 수 있다.

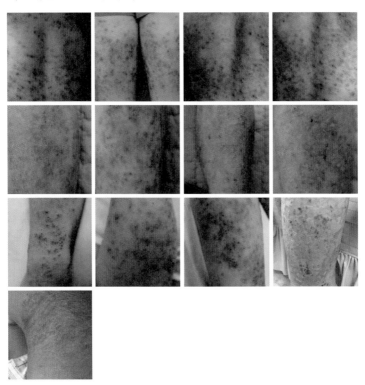

3) 치료 방법 및 결과

주요 치료 방법은 한약 복용이다. 필요시 일반침, 매화침, 화침(火針)도 사용한다. 이외에도 음식 조절, 운동, 스트레스 관리가 필요하다. 치료율은 69.7~96.7%이고 치료 기간은 최소 2주~4개월이다. 28명 중 완치 3개월 후 3.0~14.3%로 재발했는데 치료법에 따라 큰 차이가 있었으며 부작용은 없었다.

4) 치료 사례

■ 치료 전

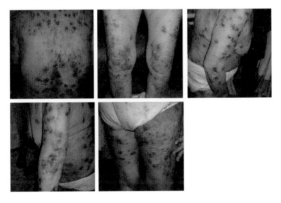

■ 치료 후

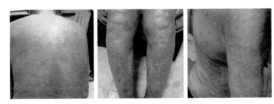

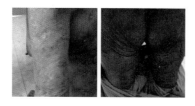

5) 주의사항

신경피부염은 만성 피부염으로 태선화와 극렬한 소양감이 특징이다. 긁는 것을 최대한 피해야 하고 휴식이 치료에 큰 영향을 미친다. 환자의 상태를 정확하게 파악하여 치료하는 것이 매우 중요하다. 정신·심리적 측면, 생활습관, 흡연 및 음주 등의 확인을 통한 종합적 관리가 필요하다. 이외에도 침, 약침 치료를 할 수 있으며, 특히 운동을 통한 땀 배출 노력이 중요하다. 치료 효과는 땀 배출 정도와 비례한다.

16

한포진(물집습진)

1) 질병 특징

한포진은 "물집습진"이라고도 하며 뚜렷한 원인 없이 손바닥과 발바닥에 작은 물집이 형성되는 습진성 피부질환이다. 한포진은 주로 12~40세 사이에 많으며 덥고 습기 찬 계절에 잘 발생하므로 주로 여름철에 악화되거나 재발하는 양상을 보인다. 처음에는 손가락의 측면 또는 손바닥 및 발바닥에 발생하며, 나중에는 손등의 손가락에도 발생할 수 있다. 손등의 손가락에 발생할 경우 조갑이영양증(손톱이나 발톱 표면이 울퉁불퉁해지거나 작은 흠집, 선이 생기고 변색되면서 올바르게 자라지 않는 질환)이 올 수 있으므로 주의해야 한다. 한포진은 주로 2~3주면 자연적으로 낫지만 쉽게 재발한다.

2) 증상

손가락, 손바닥, 발바닥에 비교적 깊게 자리 잡은 가렵고 맑은 수포가 나타난다. 초기에는 작고 깊으며 투명한 작은 수포가 군집으로 발생하며, 드물게는 이러한 작은 수포가 융합하여 큰 수포를 형성하기도 한다. 소양감이 심할 수 있고 수포 발생 이전에 먼저 가렵기도 한다. 수포는 시간이 지나가면 표피가 탈락하여 인설이 발생할 수 있고 병변 부위가 갈라질 수 있는데, 그 후 2차 감염이 생기면 통증이 나타나기 때문에 주의해야 한다.

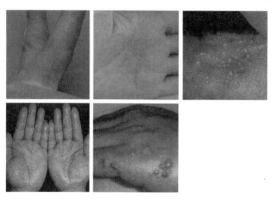

3) 진단

한포진은 물집이 주증상이고 손과 발에 크기가 작은 수포들이 무리지어 나타난다. 한포진은 "주부습진", "무좀"과 혼동할 수 있어 감별해야 한다. 주부습진은 물집보다는 손바닥이 건조해지고 갈라지거나 벗겨지는 것이 주증상이다. 무좀은 발가락 사이에 물집이 발생하여 한포진과 유사할 수 있으나 시간이 지나면 물집 부위가 짓무르면서 가렵고 벗겨지기도 한다.

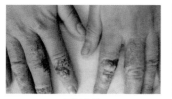

주부습진   무좀

4) 치료 방법 및 결과

중요 치료 방법은 한약 복용이다. 평소 손발바닥의 철저한 위생관리가 중요
하다. 치료율은 83~99.0%이고 치료 기간은 10~30일이다. 45명 완치 후 일
부 재발이 있었다. 뚜렷한 부작용은 없었으나 경미하게 입이 마르고 얼굴이
붉어지는 증상이 있었다.

5) 치료 사례

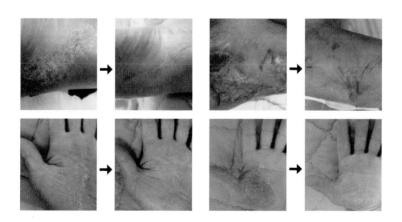

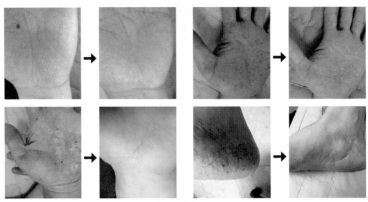
치료 전과 후 사진

6) 주의사항

급성기에는 휴식을 취하며 하루 3~4차례 물찜질을 하고 발진이 없어진 후에는 물찜질을 중단한다. 자극으로 인해 물집이 터진 경우에는 즉시 소독을 시행한다. 습한 환경, 스트레스 같은 악화 인자에 대한 노출을 피하도록 한다. 주부의 경우 손에 직접 물이나 세제를 묻히지 말고 반드시 고무장갑을 사용하며, 고무장갑 내에 마른 면장갑을 추가로 사용하면 더욱 좋다. 금속성, 자극성 물질을 피하도록 한다. 습한 환경을 피한다고 너무 건조해져도 피부에 2차적인 자극을 줄 수 있기 때문에 보습제의 사용도 중요하다.

PART

9

습진의
합병증과 부작용

대체로 습진은 급성기, 아급성기, 만성기 발병 단계를 거치며 증상이나 특성도 이에 따라 변화한다. 또한 만성기 이후에 피부 태선화 및 비후화, 색소침착이 자연 회복되는 단계를 지나버려 정상화되는 것이 불가능한 경우도 있다. 이외에도 스트레스로 인한 대인기피증, 우울증, 불안, 불행감이 동반되기 때문에 초기 단계에서 잘 치료하는 것이 중요하다. 습진으로 인한 합병증과 부작용으로는 켈로이드, 백반증, 출혈반점, 습진 양상의 변화, 피부의 태선화와 비후화, 색소침착, 피부 주름, 각질화, 탈모, 혈관 팽창, 피부 노화, 노인반점이 나타난다.

● 켈로이드

켈로이드는 피부의 상처 치유 과정에서 비정상적으로 섬유조직이 밀집되어 성장하는 현상이다. 본래 상처나 염증 발생 부위의 크기를 넘어 주변으로까지 퍼지는 특징이 있다. 자극 또는 알레르기 접촉 물질로 습진이 발생하고 악화되는 과정에서 피부조직이 비정상적으로 성장하여 발생한다.

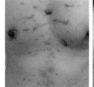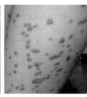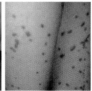

● 백반증

백반증은 백반증의 발생 과정에서 피부 가려움 증상이 있다. 이때 피부를 심하게 긁게 되면 백반증이 발생하거나 악화된다. 습진은 기본적으로 피부 가려움이 심하다. 이외에도 피부간의 접촉 때문에 백반증이 발생할 위험이 있는 사람이 피부를 긁게 되면 자가면역 기능에 이상이 생겨 피부의 멜라닌 세포를 파괴하게 되어 백반증이 발생할 수 있다.

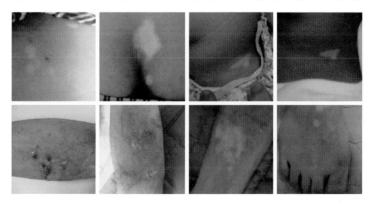

● 출혈반점

스테로이드 호르몬 사용은 현재 중요 습진 치료법 중 하나이다. 장기간
스테로이드 호르몬을 복용 및 외용하면 부작용으로 피부 출혈반점이
생긴다. 습진 환자에게 피부 출혈반점은 스테로이드 호르몬의 합병증이
고 부작용이다.

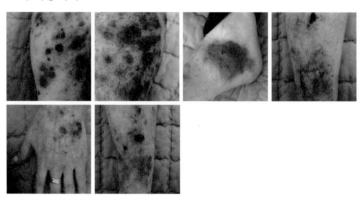

● 습진 양상의 변화

습진은 각 습진병에 따라 급성기, 아급성기, 만성기의 진행 단계에 따라
증상이 크게 다르다. 이러한 특징은 습진 본래의 자연적인 변화 과정에
서 나타난다. 그러나 사용한 약물이나 치료법에 따라 인체나 습진의 진
행 단계에 영향을 미쳐 습진 증상이나 양상이 크게 변화한다.

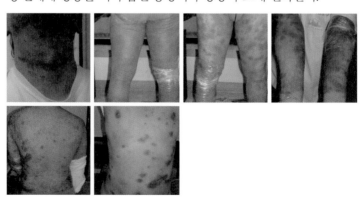

● 태선화 및 비후화

피부의 태선화 및 비후화는 만성기 습진에서 나타나는 자연적인 특징 중 하나이다. 다만 평소 환자의 습진 치료나 관리법, 긁는 노력에 따라 피부 태선화 또는 비후화의 정도에 차이가 있다.

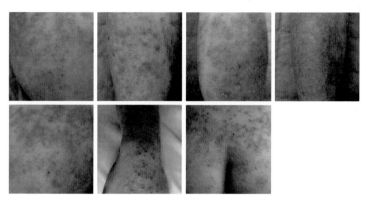

● 색소침착

색소침착은 만성기 습진에서 나타나는 증상 중 하나이다. 그러나 환자마다 치료 약물 및 방법, 평소 옷 입는 습관이나 재질, 피부 조건과 체질, 습진이 발생한 곳에 따라 색소침착이 차이가 있다.

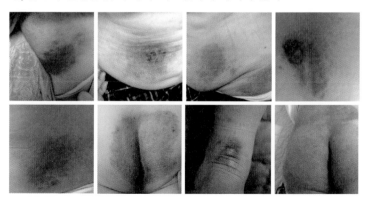

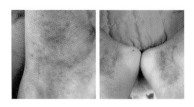

● 과도한 주름

습진 치료를 위해 장기간 햇볕을 쬐거나 자외선 치료를 하면 화상을 입거나 피부 주름이 심하게 생긴다.

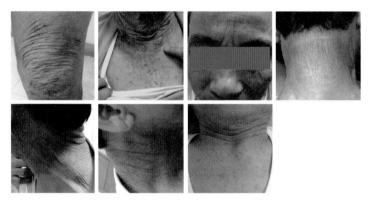

● 피부 각질화

피부 각질화는 만성기 습진이나 손발바닥에 발생한 습진에서 나타나거나 습진으로 인해 피부 건조가 오래가면 발생한다. 그러나 장기간의 약물 작용이나 부작용으로 필요 이상의 과도한 피부 각질화가 심하게 나타나기도 한다.

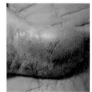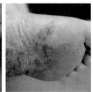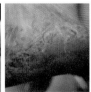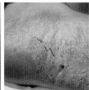

● 탈모

습진은 피부염증성 면역질환이다. 피부에 염증이 발생하면 모근(毛根)이 약해져 쉽게 탈모가 나타난다. 또한 습진으로 인한 건강 문제나 땀 배출 장애로 인체의 피부생리적 이상이 발생하여 모근의 정상적인 기능에 악영향을 미칠 수 있다.

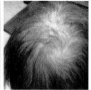

● 혈관 팽창

습진을 치료하기 위해 장기간 스테로이드 호르몬을 사용하면 피부가 약해져 피부의 혈관이 굵은 거미줄처럼 두드러지게 드러난다.

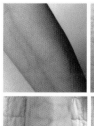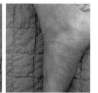

● 피부 노화 및 노인반점

장기간 치료에 사용한 스테로이드 호르몬, 자외선, 햇볕 등 다양한 치료법의 영향으로 피부에 붉고 검은 반점이 발생하고 피부 노화가 빠르게 진행된다.

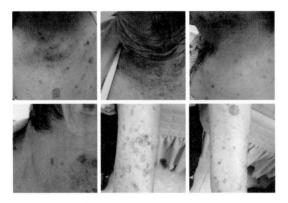

습진으로부터의 자유

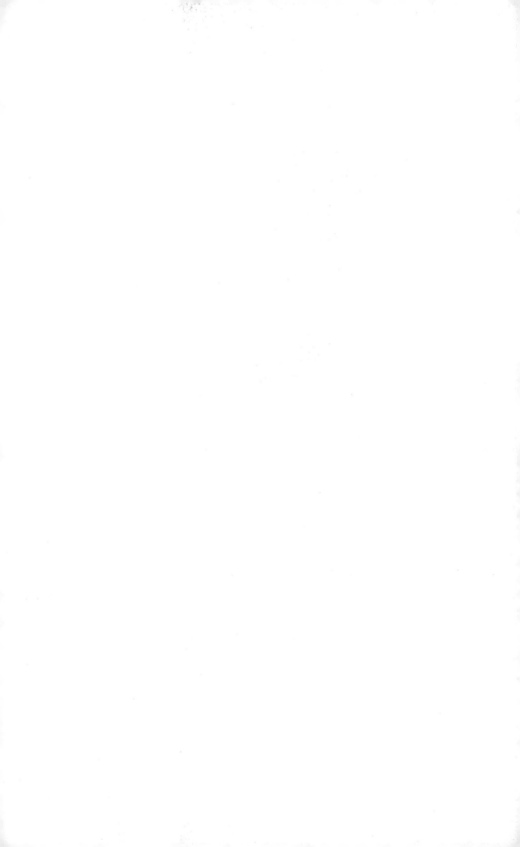

10

습진, 습진 환자의
특성

습진은 피부, 육체 중심의 질병이지만 정신적, 정서적 측면에까지 영향을 미치는 심신

성 또는 전신성 질병이다. 단순한 피부병으로만 보면 안된다. 습진은 각 습진의 종류,

진행 단계, 발생 부위에 따라 치료 효과와 고통의 차이가 크다. 또한 같은 습진이라도

환자에 따라 치료와 관리가 다르다.

● 습진은 정신, 정서에도 영향을 미친다.

대부분 습진은 피부에 심한 가려움과 삼출성 진물이 나타나는 병이지만 육체뿐 아니라 외모, 피부 문제로 정신, 정서에도 영향을 미쳐 여러 측면에서 환자를 고통스럽게 한다.

● 치료 효과에 대한 실망, 불안감이 있다.

습진은 호전, 악화, 재발을 반복하여 환자와 가족들은 의료인, 치료 방법에 대해 기대감이 적거나 실망감이 있다. 또한 환자는 장기간의 질병으로 예민해지고 걱정, 불안감과 우울감이 있다.

● 습진은 단계별로 차이가 있다.

습진은 발생 후 악화, 호전 과정에서 증상이 크게 변화하여 초기의 상태와 크게 달라진다.

● 각 습진마다 차이가 크다.

습진은 피부에 염증이 나타나는 질환군으로 여러 질병들이 있다. 이러한 병에 따라 치료율, 치료 기간, 재발률에 큰 차이가 있다. 예를 들어 아토피피부염, 지루피부염, 울체피부염, 신경피부염은 비교적 치료 효과가 느리거나 치료율이 낮은 반면, 동전습진, 영유아습진, 국소 및 전신 습진, 접촉피부염, 광피부염은 치료가 빠르고 치료율이 높다.

● 발생 부위에 따라 고통이 다르다.

습진은 전신에 발생하거나, 두피, 손가락이나 발가락, 얼굴, 젖꼭지나 유방, 생식기, 항문의 국소 부위에 발생한다. 같은 습진이라도 비노출 부위인 몸통, 상하지에 발생하면 습진으로 인한 고통이 적지만, 국소습진이라도 얼굴, 손가락이나 손등, 젖꼭지, 생식기, 항문에 발생한 습진은 큰 고통을 준다.

● 같은 습진이라도 환자에 따라 대처에 큰 차이가 있다.

습진이 발생하면 환자마다 치료뿐 아니라 대응이 천차만별이다. 의학적으로 서양의학 치료나 한방치료, 기타 치료법을 선택하는 것부터 서로 다르다. 정확한 진단을 받고 자신의 병에 맞는 치료를 꾸준히 하는 것이 현명한 태도이다. 불안하고 긴장한 나머지 우왕좌왕하거나 급하게 서둘러 적절한 치료를 못하는 경우가 많다. 어떻게 하느냐에 따라 습진이 낫느냐 못 낫느냐가 결정될 수 있기 때문에 신중하고 현명한 선택이 중요하다.

● 서양의학은 약물, 광선으로 치료한다.

현재 대부분의 습진 환자들은 서양의학 치료를 한다. 건강보험 적용, 정확한 진단, 간편한 치료 과정, 빠른 치료 효과가 장점이다. 주요 치료법은 각 습진이나 부위, 단계에 따라 다르지만 약물요법(스테로이드 호르몬제 및 비스테로이드 호르몬제, 면역조절제, 항생제, 항히스타민제, 항진균제 등), 광선요법(UVB)이 있으며, 이외에도 크림, 로션, 보습제, 피부밀봉 붕대법을 사용한다. 이 중 가장 많이 사용하는 방법은 스테로이드 호르몬제(국소 및 전신 치료), 면역조절제, 항생제이다.

■ 서양의학 치료의 일반적인 효과와 반응

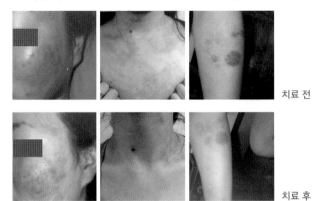

치료 전

치료 후

11

습진과
감별질병

습진은 피부 염증반응을 공통으로 하는 질병군으로 여러 질병이 있다. 습진과 감별해야 하는 질병으로는 건선, 무좀, 두드러기, 유방암, 또는 단순포진, 대상포진, 수족구병 등이 있다. 이외에도 많은 피부병과 구별해야 한다.

다음은 습진과 구별해야 하는 질병이다.

심상성 건선, 무좀, 두드러기, 여드름, 유방암, 편평태선(扁平苔癬), 선상태선(線狀苔癬), 비자(痱子), 개창, 비대칭성 굴측주위진, 슬병(虱病), 포행진(匍行疹), 양진, 구진형 담마진, 점액수종성 태선, 태선양 피부정분양 변성병, 과립성 각화부전, Bowen양구진병, 마찰성 태선양진, 아동 구진성 지단피부염, 한포진형 선균진(癬菌疹), 구유피부염(鉤蚴皮膚炎), 단순포진, 대상포진, 수족구병, Kaposi 수두양진, 임신포진, 수두양수포병, 수낭각화병(水囊角化病), 천포창(대포성 류천포창, 가족성 만성 양성 천포창, 심상형 천포창, 증식형 천포창, IgA 천포창), 선상 IgA 대포성 피부염, 포진양 피부염, 다형성 과민성 피부염, 식물 광감성 피부염, 마찰성 대포(大疱), 장척농포병(건선), 대포성 농포병, 미란성 독물 피부손상, 유선 paget's병, 장병성지단피부염, 연속성지단피부염, 단독, 급성발열성기중성(嗜中性) 피부염이다.

PART

12

습진 환자가
명심해야 할 것들

습진은 다양한 질병군이다. 상당한 공통점이 있으나 각 질병별 발생원인, 기전, 치료법이 다르다. 또한 같은 질병이라도 환자마다 차이가 있어 평소 자신의 체질, 건강상태에 따라 다르게 관리하고 대처해야 한다. 본인의 질병 특성에 맞는 주의사항을 지킨다면 더 높은 치료율과 빠른 치료 효과를 얻을 수 있으며 재발을 막을 수 있다.

습진 환자가 꼭 명심해야 할 사항은 다음과 같다.

● 피부 위생관리로 감염 방지가 중요하다

■ 목욕
하루 한 번 20분 정도 미지근한 물에 몸을 담그고 자극이 적은 약
산성의 액상 비누를 사용한다.

■ 보습(보습제)
특히 만성기 습진, 건조피부염에 사용하는데, 보습은 피부장벽의
회복, 피부 염증의 감소, 건조피부염의 치료 및 예방 효과가 있다.
이외에도 스테로이드 호르몬 연고 사용량을 줄일 수 있어 좋다. 보
습제는 환자의 선호도, 연령 및 습진의 종류나 단계를 고려하여
선택한다. 최소한 하루 2회 이상 사용하고 증상과 관계없이 지속
적으로 이용하는 것이 좋다.

■ 옷 입기
속옷감은 면이 좋고, 모직, 실크, 합성섬유는 부적절하다. 옷은 느
슨하고 헐렁하게 겹으로 입으면 피부 자극이 적고 피부와 옷 사이
에 환기가 잘된다.

■ 옷 세탁
세제는 중성 ph의 액상 비이온계면활성 세제를 사용하고 세탁 후
2회 정도 헹군다. 스팀세탁기를 사용하고 드라이클리닝으로 세탁
한 옷은 입기 전에 충분히 환기시킨다.

● 치료법을 잘 선택해야 한다

습진 환자가 선택할 수 있는 치료법은 서양의학, 한의학이 있다. 각 치료법마다 장단점이 있는데 서양의학은 대체로 급성기 및 아급성기의 국소형 및 전신형, 진행성 습진, 감염 가능성이 있는 발적, 삼출성 및 부종이 심한 습진에 적용할 수 있다. 반면 한의학은 아급성기나 만성기의 국소형 및 전신형, 안정기 습진, 호전과 악화를 반복하는 난치성 습진, 몸에 습진 이외의 질병이 있고 몸이 허약한 경우나 노년기 습진에 효과적이다.

■ 서양의학과 한의학 치료의 선택 기준

서양의학 치료	한의약 치료
• 급성, 아급성기 습진	• 아급성, 만성기 습진
• 국소형, 전신형 습진	• 국소형, 전신형 습진
• 진행성 습진	• 안정기 습진
• 복용, 외용 치료	• 태선화, 색소침착 습진
• 치료법의 정확성 및 예측성이 높음	• 한약 복용, 외용 치료
• 습진 중심의 의학적 관리	• 치료법의 안전성이 높고 재발성이 낮음
	• 종합적 관리

*일반적 기준이며 습진의 종류나 상태, 단계, 그리고 환자의 건강 수준, 질병 여부에 따라 차이가 있음.

● 알레르겐 접촉을 피한다

접촉피부염을 일으키는 알레르기 유발 물질은 매우 다양하다. 알레르기접촉피부염을 예방하고 관리하기 위해서는 이러한 물질과의 접촉을 피해야 한다. 현재 4,000여 종의 알레르겐이 있는 것으로 알려져 있다. 알레르겐을 확인하기 위해 패치검사(첩포검사)를 진행하는데 현재 패치로 측정할 수 있는 항목은 다음과 같다.

패치검사	측정항목
황산니켈(Nickel sulphate)	단추, 지퍼, 가위, 열쇠, 보석류, 동전
울, 알코올(Wool, alcohols)	파운데이션, 파우더, 메이크업 지우기, 연고, 보습제, 비누, 잉크, 광택제
네오마이신 황산염 (Neomycin sulphate)	항생제, 연고
중크산 칼륨 (Potassium dichromate)	시멘트, 석고, 벽돌, 염료, 잉크, 사진현상용액, (목재용)방부제
물납(Caine mix)	약물(가려움증, 찰상, 발진)
방향제(Fragrance mix)	향수, 애프터쉐이브, 세면용 화장품, 비누, 보습제, 로션, 젤, 무스, 샴푸, 치약, 립스틱, 자외선차단제, 왁스, 세정제, 아이라이너, 구충제, 화장실용 휴지
수지, 로진(Colophony)	파운데이션, 자외선차단제, 색소, 립스틱, 광택제, 아이라이너, 마스카라, 크림, 시멘트, 왁스, 밀폐제, 페인트, 추잉검, 점토, 오일클리너
에폭시 수지(Epoxu resin)	접착제, 잉크, 비닐제품, 안경테, 합판
퀴놀린 믹스(Quinoline mix)	항생제, 항진균제
페루발삼(Balsam of peru)	향수, 의약용 크림(연고), 베이비파우더, 와인, 술, 담배, 소프트드링크, 패스추리, 케이크, 아이스크림, 사탕, 초콜릿, 구운음식, 추잉검, 칠리소스, 피클, 차(Tea)
코발트(Cobalt chloide)	버클, 단추, 손잡이, 지퍼, 주얼리, 안료, 도자기, 세라믹, 프린트용 잉크, 발한억제제, 시멘트, 사료
티오메르살(Thiomersal)	메이크업 지우기, 아이크림, 마스카라, 김광제, 콘택트렌즈 세정제, 백신, 항독약, 투베르쿨린테스트
티우람 믹스(Thiuram mix)	고무장갑, 고무밴드, 고무손잡이, 고무줄, 타이어, 콘돔, 신발용 접착제, 전기코드, 스프링, 매트, 앞치마, 이어폰
P-tert butyphenol formaldehyde resin	가죽용 접착제, 밀폐제, 절연체, 데오드란트, 섬유유리, 살충제, 잉크, 사진현상용액, 치과봉합용 재료, 소독제

*다음 페이지에 이어서……

패치검사	측정 항목
파라벤 믹스(Paraben mix)	피부크림, 붕대, 국소마취제, 공업오일, 풀, 사탕, 시럽, 구두광택제, 직물, 마요네즈, 샐러드드레싱, 머스터드, 가공야채, 낙농제품, 젤리, 소프트드링크, 과일주스, 구운음식, 잼, 핫소스
카바 믹스(Carba mix)	구두안창, 수영복, 장난감, 장갑, 콘돔, 고무줄, 타이어, 스프링, 매트, 앞치마, 이어폰, 청진기, 지우개, 풍선, 마당용 호스, 매트리스, 슬리퍼
블랙고무(Black rubber mix)	타이어, 벨트, 스타킹, 손목시계밴드, 스쿠버용 마스크, 스쿼시볼
Cl+Me-Isothiazolinoe (KathonCG)	파운데이션, 파우더, 컨실러, 메이크업 지우기, 보습제, 자외선 차단제, 아이섀도우, 마스카라, 샴푸, 버블바, 헤어컨디셔너, 젤, 비누, 어린이용 물티슈, 크림, 로션, 세정제, 섬유유연제, 농약, 광택제, 화장실용 휴지
쿼터늄-15(Quaternium-15)	파운데이션, 파우더, 컨실러, 메이크업 지우기, 블러쉬, 아이섀도우, 아이라이너, 아이브로우, 마스카라, 종이, 접착제
Ercaptovenzothiazole	브래지어, 거들, 스타킹, 수영복, 전기코드, 가스마스크, 고글, 스프링, 부동액, 윤활유, 세정제, 시멘트, 접착제, 타이어, 튜브, 감광유제, 메이크업용 스펀지, 고무베개
파라페닐렌디아민 (p-Phenylendiamine)	염색제, 검정색 고무, 사진용 잉크, 프린터용 잉크, 기름, 윤활유, 가솔린
포름알데히드	손톱광택제, 세면용 화장품, 담배연기, 배기가스, 나무연기, 석탄, 숯, 합판, 절연물, 페인트, 접착제, 유약, 사진용 화학제품, 냉각제
메르캅토 믹스 (Mercapto mix)	고무장갑, 고무밴드, 고무부츠, 수영복, 러닝화, 호스, 고무코팅 케이블, 전기코드, 플러그, 가스마스크, 풍선, 안전고글, 컨베이어 벨트, 스프링, 매트, 앞치마, 이어폰, 청진기, 지우개, 고무시트, 매트리스, 슬리퍼

이상봉. 〈smart 진료매뉴얼〉. 바른의학연구소, 2018'의 내용을 일부 변경하였음.

● 음식을 조절한다

자극적이고 매운 음식을 피하며 담백하고 소화가 잘되며 저염 식사를 한다. 기름기가 적은 식물성 위주의 편식은 피한다. 또한 우유, 어류, 계란, 땅콩, 콩류 등의 알레르기 유발 식품은 삼가야 한다. 아울러 영유아습진인 경우에는 마땅히 모유 수유를 해야 한다.

● 정신·정서 조절 및 관리한다

습진 환자는 반드시 긴장, 초조, 성내거나 화내는 것, 분노의 감정을 피해야 한다. 이러한 감정은 습진 치료에 좋지 않기 때문이다. 평온하고 안정된 감정을 유지하며, 더불어 너무 한가한 상황이나 과로를 피하는 것이 좋다.

● 충분한 대변 배출이 필요하다

좋은 배변 습관을 유지하는 것은 위, 대장에서 생성되는 독소를 제때에 체외로 배출하는 데 좋다. 또한 복부 운동이나 평소 복부 안마를 통해 위장 및 연동 운동을 증가시킨다. 안마의 방향은 오른쪽 하복부에서 오른쪽 상복부, 왼쪽 상복부, 왼쪽 하복부, 마지막으로 결장을 향해 진행하면 된다.

● 습진 이외의 감염병을 치료한다

습진 이외의 질병인 만성 비염, 만성 인후염, 편도선염, 기관지염, 결장염, 감염성 여성생식기염증을 적극 치료한다.

● 체질 강화 및 건강 증진 노력을 한다

　자주 감기에 걸리거나 병원균에 저항 능력이 저하되어 있는 사람은 평소에 체력을 단련할 뿐만 아니라 면역 조절 및 증강으로 항병 능력을 키워야 한다.

● 몸과 피부를 따뜻하게 하고 땀 배출을 증가시킨다

　습진은 피부에 염증이 발생하는 질병이다. 염증으로 땀구멍이 막히거나 좁아져서 땀 배출이 잘 안 된다. 평소 운동과 사우나를 하고 두터운 옷이나 이불을 사용하며 거주하는 곳을 따뜻하게 해서 땀 배출량을 늘리는 것이 매우 중요하다. 피부가 건조하거나 두텁고 태선화하면 더욱 땀 배출이 어려워져 치료가 힘들다. 땀 배출량과 습진 치료 효과는 비례한다.

● 적시에 올바른 치료가 필요하다

　특히 습진의 급성기, 발작기에 즉시 진료를 받고 올바른 치료를 해야 한다. 특히 증거중심치료(EBM), 임상진료지침(CPG)에 따라 진료하는 의료인에게 치료받는 것이 옳다.

● 충분한 수분 섭취를 한다

　습진은 염증성 질환으로 환자는 체내 수분이 항상 부족하다. 상당수의 습진 환자에서 나타나는 피부 건조, 가려움, 두터운 각질화 증상은 수분 부족의 대표적인 현상이다. 건강할 때보다 2ℓ 이상의 수분 섭취를 하는 것이 좋다.

● 손발톱 관리가 필요하다

손발톱을 자주 깎는다. 특히 손톱의 끝부분이 뾰족하지 않도록 둥글고 편평하게 깎는다. 습진 환자는 피부가 가렵기 때문에 수시로 긁게 되는데, 이때 손발톱이 길면 피부를 더 깊게 긁어서 더 심한 상처가 나거나 기존의 습진이 악화되고 감염이 발생해 피부가 더 가렵게 된다. 특히 영유아 아토피피부염 환자에게 매우 필요한 조치이다.

참고 문헌

1. 단행본

1) 중의학 및 한의학

- 虞瑞堯 編著. 皮膚病鑑別診斷彩色圖譜. 人民軍醫出版社. 2002
- 越廣, 王毅俠 主編. 臨床皮膚病彩色圖譜(Color Atlas and Synopsis of Clinical Dermatology). 人民軍醫出版社. 2014
- 虞瑞堯, 漆軍 編著. 皮膚病彩色圖譜 (第3版). 科學出版社. 2012
- 越廣 主編. 臨床皮膚病性病彩色圖譜. 金盾出版社. 2004
- 虞瑞堯, 漆軍 編著. 面部皮膚病診斷彩色圖譜. 金盾出版社. 2014
- 傅志宜 編著. 臨床皮膚病鑑別診斷學. 中國醫學科技出版社. 1994
- 黃泰康 主編. 中醫皮膚病性病學. 中國醫學科技出版社. 2000
- 李斌. 濕疹的中西醫結合治療. 科學出版社. 2018
- 허정구 등. 아토피바이블. 소금나무. 2016
- 배철우 등. 아토피 건선치료법. 메디칼북스. 2008
- 니노미야후미노, 성기서(옮긴이). 피부질환의 한의학치료57증례. 물고기숲. 2016
- 방성혜. 아토피, 반드시 나을 수 있다. 트로이목마. 2016

2) 서양의학

· 이상봉. smart 일차진료매뉴얼. 바른의학연구소. 2018

· 민아림. 의사엄마의 아토피수업. 베가북스. 2018

· 홍동주. 마음을 긁는 경피독 아토피. 아름다운사회. 2019

· 이은규 등. 가려움증과 아토피. 중도. 2015

2. 논문

1) 한의학

· 윤경선 등. 手部 乾性濕疹에 대한 韓方治療 證例 報告. 대한한방내과학회지. 2005

· 신정미 등. 화폐상 습진에 한약복용과 함께 죽염약침을 적용한 치험례. Journal of Acupuncture Research. 2008

· 정종길 등. 茯苓甘草湯과 苓桂朮甘湯으로 치료한 화폐상습진 환자 치험 1례. 대한한의학방제학회지. 2013

· 탁명림. 화폐상습진 한방 치험 1례. 한방안이비인후피부과학회지. 2011

· 정아름누리 등. 화폐상습진을 동반한 성인형 아토피피부염의 한방 치험 1례. 한방안이비인후피부과학회지. 2006

· 정민영 등. 아토피환자에 병발한 포진상 습진 치험 1례. 한방안이비인후피부과학회지. 2009

· 이재휘 등. 화습탕으로 호전된 화폐상 습진 환자 치험 5례 증례보고. 한방안이비인후피부과학회지. 2019

2) 중의학

<아토피피부염>

· 饶琪. 中医药治疗特应性皮炎研究进展. 浙江中西医结合杂志. 2014

· 刘静. 特应性皮炎中医证治研究进展. 江西中医药. 2009

· 林颖. 特应性皮炎中医证候分类现状与辨证施治疗效的评价. 中国中西医结合皮肤

性病学杂志. 2005

· 王海波. 健脾安神中药治疗特应性皮炎. 吉林中医药. 2014

· 杨丽君. 中药浴治疗小儿特应性皮炎110例疗效观察及中西医理论探讨. 中国美容医学. 2012

· 李春莲. 中医辨证治疗婴幼儿特异性皮炎82例疗效观察. 山西中医学院学报. 2013

· 高翠荣. 中药药浴联合保湿剂治疗儿童特应性皮炎的疗效观察与护理. 继续医学教育. 2014

· 卜静波. 四物汤加味配合外洗治疗异位性湿疹42例. 实用中医内科杂志. 2003

· 陈妙善. 健脾运湿法治疗异位性湿疹45例. 江苏中医药. 2003

· 杨玉环. 血虚风燥型特应性皮炎的中医干预效果研究. 光明中医. 2015

· 吴允波. 中医辨证联合开瑞坦治疗特应性皮炎43例临床观察. 江苏中医药. 2014

· 范瑞强. 特应性皮炎的中医研究. 广东医学. 2003

· 王欣, 孟丽华. 特应性皮炎中医治疗进展与展望. 中医药临床杂志. 2005

· 唐玮. 特应性皮炎中西医诊治概述. 实用中医药杂志. 2006

· 张丽华. 针刺联合中药治疗小儿过敏性皮炎60例. 中国中医药现代远程教育. 2013

· 王海波. 健脾安神中药治疗特应性皮炎. 吉林中医药. 2014

<동전습진, 손습진, 건조피부염>

· 孟胜利. 干性湿疹诊疗1例. 中国社区医师. 2018

· 殷贞燕. 补肾法在慢性湿疹中的应用. 光明中医. 2018

· 陈惠娟. 六味地黄汤加减治疗肝肾阴虚型慢性湿疹临床观察. 新中医. 2018

· 陈芳. 麻杏薏甘汤治疗慢性湿疹临床观察. 四川中医. 2018

· 彭琳. 慢性湿疹的脏腑辨证及传变规律. 中华中医药杂志. 2018

· 金福. 名中医姚学善治疗湿疹湿疮的研究. 临床医药文献电子杂志. 2018

· 曹璐璐. 皮炎湿疹类皮肤病的中医治疗效果. 现代医学与健康研究电子杂志. 2018

· 李文靖. 湿疹外治中药研究近况及其方法综述. 山东中医杂志. 2018

· 侯明. 湿疹中医辨证施治临床疗效研究. 辽宁中医杂志. 2018

· 温玉静. 温经汤辨治湿疹体会. 临床医药文献电子杂志. 2018

· 付银锋. 消风散合黄连解毒汤治疗湿疹效果观察. 社区医学杂志. 2018

· 翟瑞洁. 养血活血法治疗慢性顽固性手部湿疹. 中医杂志. 2018

· 康厚彬. 用术苓除湿汤治疗脾虚湿蕴型湿疹的效果研究. 中国农村卫生. 2018

· 蒙林凤. 张小萍教授从脾胃气化治疗慢性湿疹经验介绍. 亚太传统医药. 2018

· 石志峰. 中药药方治疗慢性湿疹的临床观察. 湖北中医药大学学报. 2018

· 宋晓蕾. 中药药浴治疗湿疹的临床研究. 辽宁中医杂志. 2018

· 赵艳霞. 中医扶正祛邪法治疗顽固性湿疹思路浅探. 新中医. 2018

· 李孜怡. 中医药治疗急性湿疹的研究进展. 现代生物医学进展. 2018

<영유아습진>

· 郑耀建. 清热祛湿方外用治疗小儿湿疹83例. 河南中医. 2018

· 邹建华. 汪受传从伏风论治小儿湿疹经验. 中华中医药杂志. 2018

· 高黎. 王素梅教授分期论治小儿湿疹. 世界中西医结合杂志. 2018

· 李艳艳. 消风散加减治疗湿疹患儿疗效观察. 皮肤病与性病. 2018

· 李丽丽. 消疹除湿汤治疗小儿亚急性湿疹脾虚湿盛证的临床研究. 中国处方药.
  2018

· 杨晓峰. 中医治疗小儿湿疹研究进展. 云南中医中药杂志. 2018

<전신습진>

· 孙倩倩. 参苓白术散加减治疗亚急性湿疹26例疗效观察. 湖南中医杂志. 2018

· 苏玉梅. 兰东治疗顽固性湿疹经验总结. 中医药临床杂志. 2018

· 张亚南. 李斌教授从重镇潜阳治疗湿疹临床经验. 中国中西医结合皮肤性病学杂志.
  2018

· 华校琨. 李炯弘主任自拟方治疗肛周湿疹经验总结. 中国继续医学教育. 2018

· 李春胜. 苦参止痒汤熏洗坐浴治疗肛周湿疹临床观察. 实用中医药杂志. 2018

· 甄庆育. 六经辨证治疗湿疹浅谈. 光明中医. 2018

· 王晶晶. 自拟养血祛风汤治疗血虚风燥型慢性湿疹的效果. 中国医药导报. 2018

<국소습진>

· 杜小莉. 四物消风饮联合曲咪新乳膏治疗老年性肛周湿疹的临床观察. 光明中医. 2018

· 李大鹏. 中药熏洗治疗肛周湿疹的临床观察. 光明中医. 2018

· 李煜. 钟以泽主任医师阴囊湿疹中医辨证及治验举隅. 中医临床研究. 2018

· 赵侃. 自制利湿祛痒配方颗粒在肛门湿疹中治疗效果观察. 内蒙古中医药. 2018

· 黄德荣. 自制湿毒膏外治法治疗肛门湿疹的临床研究. 医学信息. 2018

· 陆军. 大剂量"六神丸"治愈12例顽固性头皮湿疹的体会. 中国社区医师. 1993

· 赵龙廷, 张守森. 防荆龙黄汤治疗头皮湿疹. 山东中医杂志. 2003

· 庞雪莹, 王德军. 中药内服外用治疗顽固手湿疹及头皮湿疹1例. 中医药学报. 2015

· 林桐杰, 林华. CO2激光治疗 26例乳房湿疹样上皮癌. FJ Medical Journal. 2002

· 南晖. 调治乳房湿疹方. 小偏方. 2018

· 山西, 朱琳. 怎样治疗乳房湿疹. 就诊咨询. 2010

· 欧阳恒. 乳房湿疹当防乳癌. 肿瘤防治. 2002

· 唐毅, 周瑶. 中药内服外用治疗口周皮炎 35例疗效观察. 山东中医杂志. 2014

· 李俊仪, 段渠, 张溯. 口周皮炎的临床研究进展. 现代中医药. 2012

<지루피부염>

· 刘镜斌. "颠倒散"治疗头部脂溢性皮炎31例. 中国社区医师. 2003

· 陈励. 皮肤病血毒丸治疗面部脂溢性皮炎72例. 河南中医. 2009

· 江光明, 范瑞强, 池凤好. 浅谈 国维治疗脂溢性皮肤病临床经验. 深圳中西医结合杂志. 2001

· 江光明, 范瑞强, 池凤好. 榻国维教授 治疗脂溢性皮肤病良方例析. 中医药学刊. 2001

· 江光明, 赖小娟. 宣畅三焦法治疗脂溢性皮肤病体会. 江西中医药. 2006

· 钱小禾. 桑倍洗剂治疗头部脂溢性皮炎50例. 内蒙古中医药. 2014

· 张丽玲, 邱莹. 祛屑洗药治疗头部脂溢性皮炎疗效观察. 中国临床医生. 2008

· 王振宇, 刘瑛琦, 高萌. 去屑消风饮治疗颜面脂溢性皮炎疗效观察. 中国医学创新. 2014

· 竺炯, 黄星星, 谢蕴莹. 抑脂方治疗面部脂溢性皮炎临床疗效观察. 辽宁中医杂志. 2010

· 张潋, 李则林, 洪琦敏. 董圣群辨证治疗脂溢性皮炎经验. 浙江中西医结合杂志. 2012

· 付蓉, 张丰川. 脂溢性皮炎的中医治疗概述. 四川中医. 2013

· 沈宇弘, 周敏. 脂溢性皮炎中医药治疗进展. 中国中医药现代远程教育. 2013

· 单敏洁. 海艾汤外洗治疗头部脂溢性皮炎38例. 江西中医药. 2006

· 黄辉. 中药药枕治疗颈椎病56例. 中医外治杂志. 1999

· 侯峰, 杨英. 验方治疗脂溢性皮炎. 中医外治杂志. 1999

· 张永刚. 黄连薏苡仁汤治疗脂溢性皮炎47例. 山东中医杂志. 2005

<접촉피부염>

· 高铁祥. 小桑碱凝胶剂治疗接触性皮炎的实验研究. 湖北中医学院学报. 2005

· 王宏义. 自拟三黄蛇胆洗剂治疗婴儿湿疹105例疗效观察. 当代医学. 2009

· 江金燕. 新鲜芦荟外敷治疗接触性皮炎的临床疗效. 护士进修杂志. 2009

· 张艳丽, 梁爱芳, 郑曙光. 中药复方外用治疗面部接触性皮炎的疗效观察. 中国中西医结合杂志. 2004

· 王康胜. 疏风解毒清热汤治疗染发剂所致接触性皮炎38例. 中国民间疗法. 2005

· 宋桂华. 中药辨证治疗小儿抽动秽语综合征18例. 中国民间疗法. 2005

· 王平. 中医药治疗接触性皮炎的临床研究进展. 河北中医. 2008

· 王怀平. 银翘板地汤治疗接触性皮炎36例. 中国乡村医生杂志. 2000

· 黄礴, 吴铁, 张雷. 治疗接触性皮炎的中药筛选及其治疗机制探索. 现代中西医结合杂志. 2007

· 李莉. 加味玉屏风颗粒对变应性接触性皮炎 NF-κB 表达的影响. 南方医科大学学报. 2009

· 卢勇. 龙胆泻肝汤治疗接触性皮炎39例. 四川中医. 2001

<자가면역 프로게스테론 피부염>

· 姜人裕. 周期性月经疹的治疗经验. 中国民间疗法. 1995

· 卢锦东, 谢平金. 从"风"与"血"论治月经疹. 环球中医药. 2015

· 彭荔. 补肾柔肝消疹汤治疗月经疹38例. 湖南中医药导报. 1999

· 方芦炜, 余土根. 月经疹的中西医概述及其治疗概况. 黑龙江中医药. 2017

· 陈鼎汉. 大疱型月经疼1例治验. 中医杂志. 1993

· 马大正. 麻黄连翘赤小豆汤治疗月经疹和妊娠痛痒症. 短篇报道. 2005

· 王欣. 月经疹四物消风散治验. 山东中医杂志. 2005

· 朱晓红, 高雅, 张卓. 月经疹的分型与治疗. 吉林中医药. 2004

· 高学清. 月经疹治疗3法. 安徽中医临床杂志. 2001

· 谢作钢. 灶心土治疗月经疹验案1则. 安徽中医临床杂志. 2000

· 卢锦东. 针药结合治疗顽固性月经疹验案一则. 内外兼治. 2015

<울체피부염>

· 魏青宇, 曹经江, 吴斌, 吕静, 金莉. 庆大霉素盐水溶液联合湿润烧伤膏治疗淤积性皮炎致皮肤破溃1例报告. 中国烧伤创疡杂志. 2019

· 王菲菲, 白彦萍, 刘晓, 郑占才. 淤积性皮炎并发小汗腺汗孔瘤一例. 实用皮肤病学杂志. 2017

· 陈明懿, 吴冬梅, 应川蓬, 罗东升, 杨镓宁, 戴耕武, 刘刚, 潘宁, 李利. 腔内激光联合药物治疗下肢淤积性皮炎的临床疗效观察. 实用皮肤病学杂志. 2016

· 陈忠业, 刘相勇, 曾令济, 徐羽建, 刘俊, 王丽金. Mali型假性Kaposi肉瘤并发淤积性皮炎. 临床皮肤科杂志. 2017

· 杨帆, 秦涛, 赵婵, 孙晓辉, 王华, 王锁杏. 三黄膏治疗下肢静脉曲张伴淤积性皮炎临床研究. 中国中西医结合皮肤性病学杂志. 2017

· 吴志洪, 涂亚庭, 陈宏翔, 钟江, 覃永健, 张秀萍. 强脉冲光治疗13例淤积性皮炎伴发色素沉着疗效观察. 中国美容医学. 2012

· 王畅. 地奥司明治疗淤积性皮炎40例临床观察. 中国皮肤性病学杂志. 2013

· 于光远, 刘少卿, 邹先彪. 驻京某卫戍部队战士淤积性皮炎流行病学调查与. 感染, 炎症, 修复. 2014

· 方金, 翟志光, 林韦翰, 张凡帆, 庞鹤. 庞鹤教授治疗淤积性皮炎经验总结. 中医临床研究. 2015

· 王雪, 刘玉峰. 复方黄柏液联合LED红光治疗淤积性皮炎疗效观察. 四川医学. 2016

· 李晓波, 郝占峰, 杜空, 张叶芳. 马栗种子提取物联合复方紫草液治疗淤积性皮炎的疗效观察. 中国医院用药评价与分析. 2016

· 颜征, 张玥, 张莉. 侯玉芬教授辨证内外合治淤积性皮炎的临床经验. 天津中医药. 2017

<박탈피부염>

· 李维成, 俞天峰, 杨闰平. 寻常性鱼鳞病继发剥脱性皮炎一例. 海南医学. 2008

· 韦武燕. 美宝湿润烧伤膏治疗 1 例系统性红斑狼疮 伴剥脱性皮炎型药疹病人的护理. 全科护理. 2012

· 章伟光. 宁络饮治疗偏头痛43例. 江西中医药. 2001

· 赵维. 苦碟子注射液致剥脱性皮炎1例. 医院皮肤科. 2010

· 王波陈昕. 以滋阴凉血解毒息风汤为主治疗剥脱性皮炎12例. 中国中医急症. 2006

· 杜兆英. 口服参苓白术散致过敏性剥脱性皮炎2例. 临床辅助检查. 2008

<광피부염>

· 李云斋, 刘文国, 刘琰. 灰菜日光皮炎1例报告. 临床报道中国民间疗法. 2018

· 朱文元. 中草药煎液引起植物光皮炎 3例和文献复习. 临床皮肤科杂志. 2010

· 汪春蕾. 蕨菜致植物光皮炎 1例. 中国中西医结合皮肤性病学杂志. 2010

· 王造林, 王玉光. 氟芬那酸丁酯软膏治疗日光皮炎的疗效及安全性分析. 中外医疗. 2015

· 李澄, 李燕. 植物光皮炎 1例. 临床皮肤科杂志. 2005

· 陆群英, 王建有, 吴荣荣. 植物光皮炎. 临床皮肤科杂志. 2006

· 石国光. 植物光皮炎 8例. 临床皮肤科杂志. 2007

· 倪晓, 陆明琳, 李凤歧. 夏季皮炎方治疗夏季皮炎疗效观察. 庙床皮肤科杂志. 1994

· 高彦炜, 朱乃臻, 王贵涛, 张鸿志. 皮炎洗剂治疗夏季皮炎的临床疗效观察. 浙江临床医学. 2002

· 丁小珍. 清血糖浆治疗夏季皮炎的疗效观察. 中国中西医结合皮肤性病学杂志. 2015

· 王仁荣, 姚杰良, 刘惠清, 黄渝瀚. 中药内服外敷治疗复发性夏季皮炎的临床观察.

四川中医. 2006

· 沈永权, 王明金. 四黄散洗剂治疗夏季皮炎的疗效观察. 黑龙江医药. 2011

· 吴波, 向丹黎, 陈前明. 复方吲哚美辛酊治疗夏季皮炎 60例疗效观察. 四川医学.
  2006

· 王微, 张磊, 秦维娜. 加味六一散治疗夏季皮炎临床观察. 辽宁中医杂志. 2005

· 张红霞. 具有防晒作用的植物资源初步研究. 中国野生植物资源. 2004

· 邵秋莲, 综述, 钟晓明, 审校. 中药美白祛斑药效实验研究进展. 中医美容醫学.
  2007

· 谭静, 王瑜. 中药塌渍负离子冷喷并用治疗日光性皮炎. 新疆中医. 2009

· 李佳. 日光性皮炎及其防治. China Healthcare Innovation. 2007

<약물피부염>

· 吴曼, 马建丽. 35例卡马西平致药疹文献分析. 中国药物应用与监测. 2014

· 王宏丽. 37例中成药致药疹的临床分析. 中医中药. 2013

· 唐志凌. 185例药疹临床分析. 天津药学. 2013

· 林燕琼, 林维嘉. 我院皮肤科门诊104例儿童药疹回顾性分析. 中国药房. 2013

· 张新军, 王傲雪, 张蕴颖, 柯菲, 涂彩霞. 药疹139例临床分析. 药物与临床. 2013

· 朱启星. 药疹患者体内体液免疫指标的临床观察. 安徽医科大学学报. 2013

· 袁娟, 肖雄斌, 李颖, 赖燕. 二巯基丙磺钠驱砷治疗所致药疹33例临床分析. 中国职
  业医学. 2013

· 王晓彦. 住院药疹患者109例临床分析. 中国皮肤性病学杂志. 2013

· 王利, 张翠红, 韩俊丽. 中毒性表皮坏死松解型药疹13例临床分析. 中国皮肤性病学
  杂志. 2014

· 龚春燕, 王宝玺, 余美文. 重症药疹58例临床分析. 中国皮肤性病学杂志. 2015

<신경피부염>

· 顾长龙. 九味止痒汤治疗神经性皮炎的效果分析. 中国现代药物应用. 2018

· 关晓红. 辨治神经性皮炎48例. 辽宁中医杂志. 1994

· 何福龙, 李艳飞. 蒙药结合刺血疗法治疗神经性皮炎40例. 中国民族医药杂志.

2012

· 肖翩, 指导, 皮先明. 皮先明运用中医特色疗法治疗神经性皮炎验案1则. 中医杂志. 2017

· 李纬, 张丰川, 李元文. 青石止痒软膏联合消风止痒汤加减治疗神经性皮炎的疗效评价. 中国实验方剂学杂志. 2017

· 潘国杰. 神经性皮炎患者应用中西医结合治疗的效果研究. 中西医结合心血管病杂志. 2016

· 李敏, 周琦. 神经性皮炎中医治疗进展. 实用中医药杂志. 2013

· 马天明, 刘贵军, 李全. 神经性皮炎中医治疗近况概述. 中医药学报. 2014

· 王频, 郑学军, 李晓亮. 郑学军从心论治神经性皮炎. 光明中医. 2018

· 刘家生. 针灸中药外洗并用治疗神经性皮炎45例. 实用中医内科杂志. 2008

· 卢泽强. 针灸配合中药外涂治疗神经性皮炎41例. 上海针灸杂志. 2002

· 何玲. 针刺配合中药外用治疗神经性皮炎疗效观察. Shanghai J Acu-mox. 2011

· 甘海球, 唐华峰, 李洪双, 蒋伟伦. 穴位埋线治疗局限性神经性皮炎临床研究. 中医药临床杂志. 2016

· 马天明, 韩宪伟, 刘贵军. 消癣Ⅲ号方内服外洗治疗神经性皮炎血虚风燥证临床研究. 河北中医. 2018

<한포진>

· 李超美. 汗疱糊剂外用治疗手汗疱疹29例. 光明中医. 2007

· 马玉起. 中药燕洗治疗汗疱疹150例. 实用中医药杂志. 1994

· 王民荣, 王永彬. 中药浸泡治疗汗疱疹117例. 实用中医药杂志. 2005

· 闫建中. 中药外洗治疗汗疱疹56例. 中医外治杂志. 1997

· 钟惠军, 吕建忠, 李杏川. 中药外洗方治疗汗疱疹手足皲裂性皮肤病108例探讨. 新疆中医药. 2005

· 肖树彪. 中药洗剂治疗汗疱疹56例. 川中医. 1997

· 王晓红, 高国宇. 中药冷湿敷治疗汗疱疹78例. 福建中医药. 2004

· 陈红路. 自拟清化收敛汤治疗汗疱疹62例. 广西中医药. 2009

· 黄有彬. 自拟硫矾膏和硫矾酊治疗汗疱疹124例. 中医外治杂志. 2006

· 黄琼远, 刘方, 秦琴, 王瑷萍. 薏苡竹叶散加减治疗手足汗疱疹60例疗效观察. 四川中医. 2015

· 石丽艳, 尹立英. 逍遥散加减治疗汗疱疹60例疗效观察. 四川中医. 2007

· 石丽艳. 逍遥散加减治疗汗疱疹60例. 浙江中医杂志. 2007

· 龚明. 三黄洗剂为主治疗汗疱疹85例. 陕西中医. 2000

· 韩丽安. 三仁汤治疗汗疱疹38例. 四川中医. 2004

3) 서양의학

(1) 국내

· 신재빈, 정세영, 김은경, 김병권, 박종태, 서수홍, 김일환, 손상욱. 타이어 제조 공장 근로자에서의 건성 습진 유병률과 씻기 습관 간의 관련성에 관한 연구. 대한피부과학회지. 2006

· 김희주, 김일환. 아토피피부염 환자에서 치료 경과에 따른 피부습진 상세부위(습진지도)별 임상양상에 대한 평가. 대한피부과학회지. 2012

· 김건욱, 김훈수, 김수한, 정도상, 고현창, 김문범, 권경술. 수부습진 환자에서 첩포검사의 유용성. 대한피부과학회지. 2010

· 김홍림, 정혜정, 박미연, 안지영. 동전습진 환자의 임상적 특성과 혈청 내 총 면역글로불린 E 농도에 대한 고찰. 대한피부과학회지. 2018

(2) 국외
<습진기전>

· Chang Yung-Sen, Chiang Bor-Luen. Sleep Disorders and Atopic Dermatitis: A Two-Way Street?. Journal of Allergy and Clinical Immunology. 2018

· Vincent Sibaud. Dermatologic Reactions to Immune Checkpoint Inhibitors: Skin Toxicities and Immunotherapy. American Journal of Clinical Dermatology. 2017

· Paras P Vakharia, Jonathan I Silverberg. New therapies for atopic dermatitis: Additional treatment classes. Journal of the American Academy of Dermatology. 2018

· Patrick Fleming, Aaron M Drucker. Risk of infection in patients with atopic dermatitis treated with dupilumab: A meta-analysis of randomized controlled trials. Journal of the American Academy of Dermatology. 2018

· Francesca Cipriani, Alice Marzatico, Giampaolo Ricci. Autoimmune diseases involving skin and intestinal mucosa are more frequent in adolescents and young adults suffering from atopic dermatitis. Journal of Dermatology. 2017

· Steve Turner. Gene-Environment Interactions-What Can These Tell Us about the Relationship between Asthma and Allergy?. Frontiers in Pediatrics. 2017

· Stephen M. Bauer. Atopic Eczema: Genetic Associations and Potential Links to Developmental Exposures. International Journal of Toxicology. 2017

· Mohammed D Saleem, Elias Oussedik, Veronica D'Amber, Steven R Feldman. Interleukin-31 pathway and its role in atopic dermatitis: A systematic review. Journal of Dermatological Treatment. 2017

· Aya Takahashi, Saki Tani, Hiroyuki Murota, Ichiro Katayama. Histamine Modulates Sweating and Affects Clinical Manifestations of Atopic Dermatitis. K Thestrup-Pedersen. Current Problems in Dermatology. Acta Dermato Venereologica. 2016

· Andrea Montes-Torres, Mar Llamas-Velasco, Alejandra Pérez-Plaza, Guillermo Solano-López, Javier Sánchez-Pérez. Biological Treatments in Atopic Dermatitis. Journal of Clinical Medicine. 2015

· Ingo Marenholz, Jorge Esparza-Gordillo, Young-Ae Lee. The genetics of the skin barrier in eczema and other allergic disorders. Current Opinion in Allergy and Clinical Immunology. 2015

· Sarah Ashley, Thanh Dang, Jennifer Koplin, David Martino, Susan Prescott. Food for thought: Progress in understanding the causes and mechanisms of food allergy. Current Opinion in Allergy and Clinical Immunology. 2015

<일반습진>

· Jennifer Abbasi. Are Bacteria Transplants the Future of Eczema Therapy?. The Journal of the American Medical Association. 2018

· Yong-Won Shin, Seon-Jae Ahn, Jangsup Moon, Tae-Joon Kim, Jin-Sun Jun, Jung-Ick Byun, Soon-Tae Lee, Keun-Hwa Jung, Kyung-Il Park, Ki-Young Jung,

Manho Kim, Sang Kun Lee, Kon Chu. Increased adverse events associated with antiepileptic drugs in anti-leucine-rich glioma-inactivated protein 1 encephalitis. Epilepsia. 2018

· JShroba J, Rath N, Barnes C. Possible Role of Environmental Factors in the Development of Food Allergies. Clin Rev Allergy Immunol. 2018

· JMelody Maarouf, Chantal Saberian, Peter A. Lio, Vivian Y. Shi. Head-and-neck dermatitis: Diagnostic difficulties and management pearls. Pediatric Dermatology. 2018

· JDaunton Adam, Goulding Jonathan M.R. Comment on: "When does atopic dermatitis warrant systemic therapy? Recommendations from an expert panel of the International Eczema Council." Journal of the American Academy of Dermatology. 2018

· JUrs C. Steiner, Lucas M. Bachmann, Micheal B. Soyka, Stephan Regenass, Lukas Steinegger, Elsbeth Probst. Relationship Between Rhinitis, Asthma, and Eczema and the Presence of Sensitization in Young Swiss Adults. ALLERGY & RHINOLOGY. 2018

· JJart A F Oosterhaven, Geertruida L E Romeijn, Marie L A Schuttelaar. Dupilumab Treatment of Very Severe Refractory Atopic Hand Eczema. JAMA Dermatology. 2018

· JYi-Ping Fan, Xing-Jiang Xiong. Chinese classical formulas Ephedra associated prescriptions for treatment of skin diseases. China journal of Chinese materia medica. 2018

· JMin-Sho Ku. Neonatal Phototherapy: A Novel Therapy to Prevent Allergic Skin Disease for At Least 5 Years. Neonatalogy. 2018

· JQinyi Bao, Lina Chen, Zhiyu Lu, Yongyan Ma, Lili Guo, Shuaishuai Zhang, Xiaoping Huang, Suling Xu, Liemin Ruan. Association between eczema and risk of depression: A systematic review and meta-analysis of 188,495 participants. Journal of Affective Disorders. 2018

<아토피피부염>

· D. Ozceker, F. Haslak, F. Dilek, S. Sipahi, E. Yucel, N. Guler, Z. Tamay. Contact sensitization in children with atopic dermatitis. Allergologia et Immunopathologia. 2019

· Hedman-Lagerlöf Erik, Bergman Anna, Lindefors Nils, Bradley Maria. Exposure-based cognitive behavior therapy for atopic dermatitis: An open trial. Cognitive Behaviour Therapy. 2019

· Melody Maarouf, Bryan Kromenacker, Korey L Capozza, Darren Kempton, Aleksi Hendricks, Khiem Tran, Vivian Y Shi. Pain and Itch Are Dual Burden in Atopic Dermatitis. Dermatitis: Contact Atopic Occupational Drug. 2018

· Jennifer C. Li, Anna Fishbein, Vivek Singam, Kevin R. Patel, Phyllis C. Zee, Hrayr Attarian, David Cella, Jonathan I. Silverberg. Sleep Disturbance and Sleep-Related Impairment in Adults With Atopic Dermatitis: A cross-sectional. Dermatitis. 2018

· Kent Kathleen A, Clark Carol A. Skin Deep: Simplifying Practice Guidelines for Children With Atopic Dermatitis. Journal Of Pediatric Health Care. 2018

· Amy Paller, Jennifer C. Jaworski, Eric L. Simpson, Mark Boguniewicz, John J. Russell, Julie K. Block, Susan Tofte, Jeffrey D. Dunn, Steven R. Feldman, Adele R. Clark, Gene Schwartz, Lawrence F. Eichenfield. Major Comorbidities of Atopic Dermatitis: Beyond Allergic Disorders. American Journal of Clinical Dermatology. 2018

· Mara Giavina-Bianchi, Pedro Giavina-Bianchi. Systemic Treatment for Severe Atopic Dermatitis. Archivum Immunologiae et Therapiae Experimentalis. 2019

· Waranya Boonchai, Pitchaya Maneeprasopchoke, Pichanee Chaweekulrat, Pranee Kasemsarn. Associated factors of widespread pattern of dermatitis among patch test population: 12-Year retrospective study. The Australasian Journal of Dermatology. 2019

· Eszter Barbara Pap, Erzsébet Temesvári, Ilona Németh, Miklós Sárdy, Györgyi Pónyai. Contact hypersensitivity in adolescents. Pediatric Dermatology. 2018

· Ibekwe P.U, Ukonu B.A. Impact of Weather Conditions on Atopic Dermatitis Prevalence in Abuja, Nigeria. Journal of the National Medical Association. 2019

· Amalie Thorsti Møller Rønnstad, Anne-Sofie Halling-Overgaard, Carsten R
Hamann, Lone Skov, Alexander Egeberg, Jacob P Thyssen. Association of atopic
dermatitis with depression, anxiety, and suicidal ideation in children and adults:
A systematic review and meta-analysis. Journal of the American Academy of
Dermatology. 2018

· T.A. Kouwenhoven, I.M.G.J. Bronckers, P.C.M. Kerkhof, M. Kamsteeg, M.M.B.
Seyger. Psoriasis dermatitis: An overlap condition of psoriasis and atopic
dermatitis in children. Journal of the European Academy of Dermatology and
Venereology. 2019

· Jonathan I Silverberg, Joel M Gelfand, David J Margolis, Mark Boguniewicz,
Luz Fonacier, Mitchell H Grayson, Eric L Simpson, Peck Y Ong, Zelma C
Chiesa Fuxench. Association of atopic dermatitis with allergic, autoimmune
and cardiovascular comorbidities in US adults. Annals of Allergy, Asthma, &
Immunology. 2018

· Murota H, Yamaga K, Ono E, Katayama I. Sweat in the pathogenesis of atopic
dermatitis. Allergol Int. 2018

· Cristina Isabel de Figueiredo Ornelas, Fátima Cabral Duarte, Maria Conceição
Galvão Pereira Dos Santos, Manuel Augusto de Castro Pereira Barbosa. Multiple
food allergy - unexpected culprits. Asia Pacific Allergy. 2018

3. 습진 사진, 치료 전과 후의 사진

책에서 사용된 대부분의 습진 사진, 모든 치료 전후 사진은 행파한의원(舊 영등포한의원)
자료임.

4. 기타

네이버 지식백과